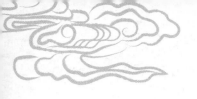

连建伟
大小诸证方论批注

连建伟　著

全国百佳图书出版单位
中国中医药出版社
·北 京·

图书在版编目（CIP）数据

连建伟大小诸证方论批注 / 连建伟著 . — 北京：
中国中医药出版社，2023.6
ISBN 978–7–5132–7521–7

Ⅰ . ①连… Ⅱ . ①连… Ⅲ . ①方书—研究—中国—清
代 Ⅳ . ① R289.349

中国版本图书馆 CIP 数据核字（2022）第 051735 号

中国中医药出版社出版
北京经济技术开发区科创十三街 31 号院二区 8 号楼
邮政编码　100176
传真　010-64405721
万卷书坊印刷（天津）有限公司印刷
各地新华书店经销

开本 880×1230　1/32　印张 5.75　字数 79 千字
2023 年 6 月第 1 版　2023 年 6 月第 1 次印刷
书号　ISBN 978–7–5132–7521–7

定价　38.00 元
网址　www.cptcm.com

服 务 热 线　010-64405510
购 书 热 线　010-89535836
维 权 打 假　010-64405753

微信服务号　**zgzyycbs**
微商城网址　**https://kdt.im/LIdUGr**
官 方 微 博　**http://e.weibo.com/cptcm**
天猫旗舰店网址　**https://zgzyycbs.tmall.com**

如有印装质量问题请与本社出版部联系（010-64405510）
版权专有　侵权必究

前　言

　　傅山（1607—1684），字青主，明末清初山西阳曲县（今太原）人。通诸子百家，精岐黄之术，好学强记，博览群书。明亡后，进行反清活动，自号"朱衣道人"，以行医为生，云游各地。

　　傅山中医理论功底精深，又有丰富的临证经验，邃于脉理，精于方药，医术入神，诊治多有奇验，且勤于著述，著作颇丰。

　　山西省图书馆古籍部珍藏的傅青主先生《大小诸证方论》抄本，以正楷抄成，系孤本，包括"傅青主先生秘传小儿科方论"及"傅青主先生秘传杂症方论"两部分。经原山西省中医研究所副所长何高明（1909—1986）据《傅青主小儿科》《傅青主男科》和陈士铎《石室秘录》予以考证、校订，于1983年由山西人民出版社出版，具有重大的学术影响。

本人于1992年暑假期间，对《大小诸证方论》进行了认真通读，确有感悟之处、心得之言，随读随写，批注若干。弹指之间，迄今已二十八年矣。今将《大小诸证方论》原书文字及本人批注用两种颜色分别排出，以利阅读。若能如傅青主先生所言，"析得一疑，阐得一幽，与后进作眼目"，则吾愿足矣！

应该说明的是，何本原有"关于《大小诸证方论》刊行的话"，对全书体例有所交代，对于抄本中的错字以圆括号（）校订之，可能抄漏的字句，以方括号【】补充之。本人认为何氏对抄本中的明显错字进行了校订，当予保留，而对其认为可能抄漏的字句作补充，则有臆测之嫌，故未作保留。又对何本的目录进行了少量调整，以更利于读者阅读。

另外，何本在"傅青主先生秘传小儿科方论"之末，附录"《石室秘录·卷五》岐天师儿科治法"，因与《大小诸证方论》内容多有重复，且附录最后的"岐天师传治回毒方""痘治法"两部分，因目前临床痘毒（天花）已非常罕见，故此次整理将附录部分删除。

《大小诸证方论》原书有傅山的友人顾炎武（1613—1682）于康熙癸丑十二年（1655）写的序。顾氏在序中称傅氏之书"精于方药，理明词简"，"诚卫生之善道，救死之良方也"。"诚医林不可不有之书"。虽然今有学者疑此序非顾氏所作，然在顾氏所著《日知录·医师》篇中见有大量相同文字，可知此确为顾氏的所思所想，仍值得读诵赏析。

傅青主先生曾对孙辈谆谆告诫："人无百年不死之人，所留天地间，可以增光岳之气，表五行之灵者，只此文章耳。"愿吾中医人传承精华，守正创新。不忘初心，方得始终！

连建伟于杭州无我斋

2021 年 4 月 29 日

大小诸证方论序

古之时，庸医杀人。今之时，庸医不杀人亦不活人，使其人在不死不活之间，其病日深，而卒至于死。夫药有君臣，人有强弱，有君臣则用有多少，有强弱则剂有半倍。多则专，专则效速；倍则厚，厚则力深。今日之用药者，大抵杂泛而均停，既见之不明，而又治之不勇，病所以不能愈也。

予友傅青主先生，学问渊博，精实纯萃，而又隐于医。手著《女科》一卷、《小儿科》一卷、《男妇杂症》一卷，翻阅其书，分门别类，无症不备，无方不全，治一病必发明受病之因，用一药必指示用药之故，曲折详尽，诚卫生之善道，救死之良方也。

昔陆宣公晚年居家，尤留心于医，闻有秘方，必手自抄录。范文正公尝曰："吾不能为良相，必为良医。"夫二公为一代名臣，丰功伟业，照人耳目，而于医学皆三致意焉，则其心之切于救人可知矣。然求之后人，能如二公之存心者益寡。

考《唐书》许胤宗言："古之上医，惟是别脉，脉既精别，然后识病。夫病之与药，有正相当者，惟须单用一味，直攻彼病，药力既纯，病即立愈。今人不能别脉，莫识病源，以情臆度，多安药味，譬之于猎，未知兔所，多发人马，空地遮围，冀有一人获之，术亦疏矣。假令一药，偶然当病，他药相制，气势不行，所以难差，谅由于此。"是集精于方药，理明词简，即令不知医之人读之，亦了如指掌，诚医林不可不有之书。而先生著书之心，亦犹陆、范二公之心，其意之切于救人者，岂有异欤？是为序。

康熙癸丑仲秋东吴顾炎武拜序

目　录

傅青主先生秘传小儿科方论

傅青主先生秘传杂症方论

后附其他经验神方

傅青主先生秘传小儿科方论

小儿色

以鼻之上、眼之间辨之。色红者，心热也；红筋横、直现于山根，皆心热也。色紫者，心热之甚，而肺亦热也。色青者，肝有风也；青筋横现、直现者，皆肝热也；直者风上行，横者风下行也。色黑者，风甚而肾中有寒。色白者，肺中有痰。色黄者，脾胃虚而作泻。观其色，而病可知。

小儿脉

大人看脉于寸、关、尺，小儿不然，但看其数不数而已。数甚则热，不甚则寒也。数之中浮者，风也；

沉者，寒也；缓者，湿也；涩者，邪也；滑者，痰也；有止歇者，痛也。如此而已，余不必谈。

三关

小儿虎口风、气、命三关，紫属热，红属寒，青属惊风，白属疳。风关为轻，气关为重，若至命关，则难治矣。

小儿气色

山根之上，有青筋直现者，乃肝热也，方用：

柴胡三分　白芍一钱　当归五分　半夏三分　白术五分 茯苓一钱　山楂三粒　甘草一分

水煎服

此逍遥散原方，加半夏祛痰，山楂消食。

有青筋横现者，亦肝热也。但直者风上行，横者风下行，亦用前方，加柴胡五分，麦芽一钱，干姜一分，水煎服。

有红筋直现者，心热也，亦用前方，加黄连一分，麦冬五分，去半夏加桑白皮、天花粉各二分，水煎服。

有红筋斜现者，亦心热也，亦用前方，加黄连二分。热积于胸中者，不可用半夏，用桑白皮、花粉可也。

又有黄筋现于山根者，不论横直，总是脾胃之症，或吐泻，或腹痛，不思食，方用：

白术五分　茯苓五分　陈皮二分　人参二分　神曲一分
甘草一分　麦芽二分　淡竹叶七片

水煎服。

此异功散加神曲、麦芽消导，竹叶清热，消补兼施，温清并用。

有痰，加半夏一分，白芥子三分。如口渴有热者，加麦冬三分，黄芩一分。有寒者，加干姜一分。吐者，加白豆蔻一粒。泻者，加猪苓五分。腹痛而按之大叫者，食也，加大黄三分，枳实一分。按之不号叫者，寒也，加干姜三分。如身发热者，不可用此方。

小儿发热方

不拘早晚发热，俱用万全汤，神效。

柴胡三分　白芍一钱　当归五分　白术三分　茯苓二分

甘草一分　山楂三粒　黄芩三分　苏叶一分　麦冬一钱　神曲三分

水煎服。

此逍遥散加山楂、神曲消食，黄芩清热，苏叶解表散郁，麦冬清心养阴。

冬加麻黄一分，夏加石膏三分，春加青蒿三分，秋加桔梗三分。有食加枳壳三分，有痰加白芥子三分，吐者加白豆蔻一粒，泻者加猪苓一钱。小儿诸症，不过如此，不可作惊风治之。如其有惊风，加人参五分，其效如神。

又方

凡潮热、积热、疟热，乃脾积寒热，俱当用姜、梨引。

柴胡　人参　黄芩　前胡　秦艽　甘草各一分　青蒿童便浸，晒干，一分　生地一寸　薄荷二叶　生梨或生藕一片

水煎服，甚效。

小儿感冒风寒方

柴胡五分　白术一钱　茯苓三分　陈皮二分　当归八分

白芍一钱　半夏三分　炙甘草三分

水煎热服。

此逍遥散合二陈汤也。

（《石室儿科》中将此方去陈皮，加黄芩五分，桔梗五分，列为"通治小儿诸症"之第二方，尚有第一方及第三方，均称为"通治小儿诸症"之方。）

若去陈皮，加黄芩、桔梗，即又合仲景小柴胡汤（去人参、生姜、红枣）、桔梗汤，增强了和解清热、利咽祛痰之效。

小儿痢疾方

当归一钱　黄连二分　白芍一钱　枳壳五分　槟榔五分
甘草三分

水煎热服。

此养血清热、消导积滞之方。源于《宣明论》之芍药汤。

红痢倍黄连，白痢加泽泻三分，腹痛倍甘草、加白芍，小便赤加木通三分，下如豆汁加白术一钱，伤食加山楂、麦芽各三分，气虚加人参三分。

（《石室儿科》中白芍药为一钱五分，并增加"此方通治小儿痢疾，加减之无不神效"之句。）

小儿疟疾方

柴胡六分　白术一钱　茯苓一钱　归身一钱　白芍钱半
半夏五分　青皮五分　厚朴五分

水煎露一宿，再温与服。

此逍遥散去甘草，加半夏、厚朴、青皮祛痰、燥湿、调气、解郁。

热多者，加人参、黄芪各五分；寒多者，加干姜三分；痰多者，加白芥子一钱；夜发热者，加何首乌、熟地各二钱；日发热者，不用加；腹痛者，加槟榔三分。

（《石室儿科》中此方无青皮、半夏，改为枳壳、槟榔各五分。盖治疗疟疾，加用槟榔、厚朴、枳壳有奇效，人所不知者。）

小儿咳嗽方

苏叶五分　桔梗一钱　甘草一钱

水煎热服。有痰加白芥子八分。

本方散风寒、利咽喉而止咳，乃易简效方也。

小儿惊风方

世人动曰惊风，谁知小儿惊则有之，而风则无。小儿纯阳之体，不当有风，而状有风者，盖小儿阳旺则内热，内热则生风，是非外来之风，乃内出之风也。内风作外风治，是速之死也。方用清火散风汤：

白术三分　茯苓二钱　陈皮一分　栀子三分　甘草一分白芍一钱　半夏一分　柴胡五分

水煎服。

此乃逍遥散去当归之温窜，加栀子之苦降，再合二陈汤以祛痰，盖热生风，风生痰也。

此方健脾平肝之圣药，肝平则火散，健脾则风止，断不可以风药表散之也。

又方

惊风皆由于气虚，宜用压风汤：

人参五分　白术五分　甘草三分　茯神一钱　半夏三分神曲五分　砂仁一粒　陈皮一分　丹砂三分

水煎服。治慢惊风加黄芪。

此香砂六君子汤去木香，且方中茯苓改为茯神，功专益气宁神，再加神曲和胃消导，丹砂镇惊安神。

又方

治惊风抽掣经验方：

全蝎一个　黄连一钱　朱砂一钱　姜少许

三味共研细末，调匀，喂小儿口内，任其自咽，其效如神。

此清心息风、镇惊涤痰之方也，故有神效。

小儿疳症方

此症脾热而因乎心热也，遂至口中流涎。若不平其心火，则脾火更旺，湿热上蒸，而口涎不能自止也。方用：

芦荟一钱　黄连三分　薄荷三分　茯苓二钱　桑白皮一钱　半夏五分　甘草一分

水煎服。

此心脾两清之圣药也，引热下行，而疳自去矣。

余夜寐常口中流涎，自思亦由心热太甚，脾火湿热

上蒸之故。

又方

女人尿桶中白火煅研末，一钱　铜绿二分　麝香一分

共研为细末，搽齿龈上，最奇效。

流水口烂方

小儿口疳，流水口烂神方：

黄柏二钱　人参一钱

共为末，敷口内，一日三次，三日即愈。

此方用黄柏去火，人参健土，大人用之，亦最效。

此即补土伏火，三才封髓丹意。

小儿疳症泻痢眼障神效方

石决明醋煅，一两　芦荟五钱　甘草三钱　川芎五钱
白蒺藜五钱　菊花四钱　胡黄连五钱　五灵脂五钱　细辛
五钱　谷精草五钱

共研细末，猪苓去筋，捣烂为丸，如米大，每服
二十丸，不拘时服，米汤送下。

止吐方

此症虽胃气之弱，亦脾气之虚。小儿恣意饱食，不能消化，久之上冲于胃口而吐也。用止吐速效方：

人参一钱　砂仁一粒　白术五分　茯苓二钱　陈皮二分半夏一分　干姜一分　麦芽五分　山楂三粒

水煎服。

夏加黄连、冬加干姜各三分，无不愈，此六君子变方。

此六君子汤去甘草以免甘草使人中满，更助其吐，加砂仁、干姜温中下气，降逆止呕，山楂、麦芽消食和胃。若"夏加黄连，冬加干姜"，应疗效更佳，既因时制宜，又合苦辛通降之理。

泄泻方

热泻方

小儿身如火热，口渴舌燥，喜冷饮而不喜热汤，用泻火止泻汤：

车前子二钱　茯苓一钱　白术一钱　黄连三分　泽泻五

分　猪苓三分　麦芽一钱　枳壳二分

水煎服。

本方用四苓散加车前子，利小便即所以实大便，黄连厚肠止泻，枳壳利气宽中，麦芽消食去积。

寒泻方

此症必腹痛而喜手按摩，口不渴而舌滑，喜热饮而不喜冷，汤用散寒止泻汤：

人参一钱　白术一钱　茯苓二钱　肉桂二分　甘草一分干姜二分　砂仁一粒　神曲五分

水煎服。

此理中汤加茯苓以益气祛寒化湿，肉桂、砂仁以温中，神曲以消导。

小儿吐乳方

白豆蔻七粒　砂仁七粒　生炙甘草各二钱

共研细末，频擦口中，任其咽下，奇效。

小儿吐乳方，功专芳香化湿，和胃止吐，可试制成剂型。

治小儿不食乳方

不食乳，心热也，葱煎乳汁，令小儿服之亦妙，不若用黄连三分，煎汤一分，灌小儿数匙，即食乳矣，神效。

脐汁不干方

治脐汁不干方：用车前子炒焦为细末，敷之即干。

治虫方

小儿便虫方

榧子五个，去壳　甘草三分

服二次，则虫化为水。

又虫积方

使君子十个，去壳炒　槟榔　甘草各一钱　榧子十个，去壳

共为末，米饭为丸，梧桐子大，每服十丸，二日虫出，五日即愈。

可作剂型。

治寸白虫方

百部根五钱　槟榔五钱

水煎，一剂虫全下。

可一试。

又方

飞罗白面制半夏、生白矾，各三钱，共为细末，水滴成丸，分三日服，开水服，虫化为水。大人照方十倍合服。

治火丹神方

丝瓜子一两　柴胡一钱　元参一两　升麻一钱　当归五钱

水煎服。

又方

升麻三钱　元参一两　干葛三两　青蒿三钱　黄芪三钱
水煎服。

此症乃胃火与肝经之火，共腾而外越，不为丹毒，即发疹也。方中用青蒿甚妙，肝脾两经之火俱平。又佐以群药重剂，而火安有不灭者乎？

小儿洗胎毒方

荆芥五钱　蒲公英五钱　甘草五钱　槐条二十寸　葱须一撮　花椒三钱　艾叶一撮

水一沙锅，煎洗。

胎毒肥疮方

花椒三钱　白芷三钱　黄柏三钱　铅粉三钱　枯矾三钱

共为细末，麻油调敷，甚效。

小儿红白口疮外治方

蕤仁五分，去油　朱砂五分　冰片一分

共为末，熟枣三枚去核，和一处，摊乌青布上，贴脚心，对时去药，若干者，用无根水排药。此方效，愈儿多矣。

又方

五倍子一钱　冰片少许，共研细末，吹之，速效。

又方

人中白煅，研细末，吹之，神效。

小儿夜啼不止，状如鬼祟方

蝉蜕后半截，四个为末，朱砂二分，水飞，薄荷四分，煎，酒数滴调服，立止。

又方

五倍子焙研，唾津和为饼，填脐内，立止，甚效。可试用。

周岁小儿尿血方

大甘草一两二钱，水六碗，煎二碗，服完即愈。

治腹痛寒积食积方

生姜一两　　柿蒂七个　　砂仁五粒　　山楂五钱　　干萝卜一撮　　红糖一两　　大枣二枚

合煎，分两次服。

傅青主先生秘传杂症方论

怔忡不寐方

此心经血虚也，方用：

人参三钱　丹参二钱　麦冬三钱　甘草一钱　茯神三钱
生枣仁五钱　熟枣仁五钱　菖蒲一钱　当归三钱　五味子
二钱

水煎服。

此方妙在用生、熟枣仁，生使其日间不卧，熟使其夜间不醒，又以补心之药为佐，而怔忡安矣。

此天王补心丹加减，而配伍更妙，尤其用生熟枣仁、菖蒲，更有深意。

心惊不安夜卧不睡方

此心病而实肾病也，宜心肾兼治，方用：

人参三两　茯苓三两　茯神三两　远志二两　生枣仁一两　熟地三两　山萸三两　当归三两　菖蒲三钱　黄连五钱　肉桂五钱　白芥子一两　麦冬三两　砂仁五钱

本方用黄连、肉桂，系交泰丸方以交通心肾，加菖蒲、远志、茯神、砂仁，亦是交通心肾之意。

炼蜜为丸，每日送下五钱，汤、酒俱可。

此方治心惊不安与不寐耳，只宜用人参、茯神、当归、麦冬足矣；即为火起不寐，亦不过加黄连足矣；何以反用熟地、山萸补肾之药，又加肉桂以助火？不知人之惊恐者，乃肾气不入于心也；不寐者，乃心气不归于肾也。今用熟地、山萸补肾，则肾气可上通于心矣。肉桂以补命门之火，则肾气既温，相火有权，君火相得，自然上下同心，君臣合德矣。然补肾固是，而亦不可徒补其肾也，亦有肝气不上于心而成此症者，宜加白芍二两，以补肾而兼补肝，斯心泰然矣。

心痛方

心痛之症有二，一则寒气侵心而痛，一则火气焚心而痛。寒气侵心者，手足反温；火气焚心者，手足反凉；以此辨之最得矣。

治寒痛方

良姜三钱　肉桂一钱　白术三钱　草乌一钱　苍术三钱贯众二钱　甘草一钱

水煎服。

治热痛方

黑栀三钱　白芍二两　半夏一钱　柴胡一钱　甘草一钱

水煎服。

（《傅青主男科》将白芍二两，误为白术五钱。）

治胁痛方

此乃肝病也，故治胁痛必须平肝，平肝必须补肾，肾水足而后肝气有养，不治胁痛而胁痛自平也。方用肝肾兼资汤：

熟地一两　白芍二两　当归一两　白芥子三钱　黑栀一钱　山萸五钱　甘草三钱

水煎服。

本方重用熟地、白芍、当归以补肝血，山萸补肝，甘草缓急止痛，且配白芍酸甘化阴，稍佐白芥子涤痰，黑山栀清热，使补剂更为得力。

治水臌症

此症满身皆肿，按之如泥者是。若不急治，水流四肢，不得从膀胱而出，则为死症矣。方用决流汤：

黑丑二钱　甘遂二钱　肉桂三分　车前子一两

水煎服。

一剂而水流斗余，二剂而痊愈，断不可与三剂也，与三剂反杀之矣！盖牵牛、甘遂，最善利水，又加之肉桂、车前，引水以入膀胱，利水而不走气，不使牛、遂之过猛也。二剂之后，须用五苓散调理二剂，又以六君子汤补脾也。更须忌盐三月，不可食，犯则不救。

治水臌先用攻，再用利，最后用补，妙！

昔元鲜子伯机，记杭医宋会之者，善治水臌，以干丝瓜一枚，去皮剪碎，入巴豆十四粒同炒，以巴豆黄色为度，去巴豆，用丝瓜炒陈仓米，如丝瓜之多少，候米黄色，去丝瓜，研之为末，和清水为丸，如桐子大，每服百丸，皆愈。宋言：巴豆逐水，丝瓜象人脉络，去而不用，藉其气以引之也，米投胃气故也。

此奇效单方也。

治气臌症

此症乃气虚作肿，似水而非水也，但按之不如泥耳。必先从脚面起，后渐肿至上身，于是头面皆肿者有之，此之谓气臌，宜健脾行气，加利水之品。若以水臌治之，是速之死也。方用：

白术一两　薏米一两　茯苓一两　枳壳五分　萝卜子一钱　人参一钱　山药五钱　肉桂一分　车前子一钱　神曲一钱　甘草一分

水煎服。

初服若碍，久则竟有功效，不过卅剂而痊愈。忌食盐三月，秋石亦不可用。

本方用四君补气健脾，薏米、山药益气渗湿，肉桂、车前子化气利水，枳壳、萝卜籽行气消积，神曲和胃化积。轻用人参、甘草恐助中满，肿更不能退矣。尤其甘草仅用一分，有其深意。

治虫臌症

小腹作痛，而四肢浮肿，不十分之甚，面色红而有白点，如虫食之状，眼下无卧蚕微肿之形，方用消虫神奇丹：

雷丸三钱　当归一两　鳖甲醋炙，一两　地栗粉一两，鲜者取汁一盅　神曲三钱　茯苓三钱　车前子五钱　白矾三钱

水煎服。

一剂下虫无数，二剂虫尽出而臌消，不用三剂。但病好必用六君子汤调理，去甘草。

（地栗即荸荠，方中原无分量，据《傅青主男科》《石室秘录》补入。《串雅》中为二两。）

治血臌症

此症或跌闪而瘀血不散，或忧郁而结血不行，或风邪而畜血不发，留在腹中，致成血臌，饮食入胃，不变精血，反去助邪，久则胀，胀则成臌矣。倘以治水法逐之，而症非水，徒伤元气；倘以治气法逐之，则症非气，徒增饱满。方用逐瘀荡秽汤：

水蛭炒黑，三钱　当归二两　雷丸三钱　红花三钱　枳实三钱　白芍三钱　牛膝三钱　桃仁四十个，去皮尖研

水煎服。

即一剂血尽而愈，一剂之后，切勿与三剂，即改用四物汤调理，于补血内加白术、人参，补元气而利水，自然痊愈，否则恐成干枯之症。辨血臌，惟腹胀如鼓，而四肢手足并无胀意也。

（《傅青主男科》此方名"逐瘀汤"。）

亦不加甘草，恐肿不退也。

治水肿症

水肿，土不能克水也。方用：

牵牛三钱　甘遂三钱

水煎服。

此症治法虽多，独此方奇妙；其次鸡屎醴亦效，鸡屎醴治血臌尤效。一说前方用牛、遂各三钱，过于峻猛，不如用一钱。病去不伤本，不去再进，不失中和之道。

（《傅青主男科》中无"一说前方用牛、遂"以下文字。）

当根据体质强弱辨证用药。

治呃逆方

此症乃水气凌心包络也。心包为水气所凌，呃逆不止，欲号召五脏之气，救水气之犯心也。法当利湿分水，而呃逆自除也。方用止呃汤：

茯神一两　苍术三钱　白术三钱　薏仁一两　芡实五钱　半夏制，一钱　人参三钱　陈皮三钱　丁香五分　吴茱萸三分

水煎服。

一剂而呃即止，二剂而呃即愈。

用六君去甘草，加苍术、薏仁、芡实以祛水，丁

香、吴茱萸以下气。故能治水气犯心（胃）之呃逆。

治水结膀胱

其症目突口张，足肿气喘，人以为不治之症也，不知膀胱与肾相为表里，膀胱之开合，肾司其权也，特为通其肾气，而膀胱自然通矣。方用通肾消水汤：

熟地一两　山萸钱半　车前子三钱　肉桂一钱　牛膝一钱　山药一两　薏仁一两

水煎服。

此济生肾气加减，去丹皮、茯苓、泽泻、附子，加薏仁一味，用方更为精炼。

（《傅青主男科》中尚有茯神一两。）

治黄疸病

此症外感之湿易治，内伤之湿难疗。外感者，利水则愈。若内伤，泻水则气消，发汗则精泄，必健脾行气而后可也。

白术一两　茯苓一两　薏仁一两　茵陈三钱　黑栀三钱陈皮五分

水煎服。

此乃治内伤之方也，如欲多服，当去栀子。

（此方《傅青主男科》列于湿症门。）

此仲景茵陈五苓散之变法，去猪苓、泽泻、桂枝，加薏仁、陈皮、黑栀。此黄疸病乃湿热阻于中焦之证。

治痿症

不能起床，已成废人者，火盛内炽，肾水熬干矣。治法降胃火而补肾水可也，方用降补丹：

熟地一两　元参一两　麦冬一两　甘菊五钱　车前子二钱　生地五钱　人参三钱　沙参五钱　地骨皮五钱

（此方《傅青主男科》列于火症门，方名"降补汤"，药味、文字俱同。）

又方

又有两足无力，不能起立，而口又健饭，如少饥饿，即头面背热，咳嗽不已，此亦痿症，方用起痿至神汤：

熟地一两　元参一两　山药一两　甘菊花一两　人参五钱　当归五钱　白芍五钱　白芥子三钱　神曲二钱

服三十剂愈。

（此方《傅青主男科》亦列入火症门。）

痹症

虽因风寒湿而来，亦因身中元气之虚，邪始得乘虚而入。倘攻邪而不补正气，则病难痊。今于补正之中，佐以祛风湿寒之品，而痹症失。

本节标题及文中"痹症"二字，原作"瘅症"，今据全文医理分析，乃风寒湿痹，故改。

白术五钱　人参三钱　茯苓一两　柴胡一钱　附子一钱
半夏一钱　陈皮五分

水煎服。

（此方《傅青主男科》列于湿症门。）

此六君去甘草，加附子、柴胡以益气扶正，祛风寒湿邪。

厥症

人有忽然发厥，闭眼撒手，喉中有声，有一日死者，有二三日死者。此厥多犯神明，然亦素有痰气而发也。治宜攻痰而开心窍，方用起迷丹：

半夏五钱　人参五钱　菖蒲二钱　菟丝子一两　茯神三钱　皂荚一钱　生姜一钱　甘草三分

水煎服。

此益气祛痰通窍之方。

倒饱中满症

气虚不能食，食则倒满。

人参一钱　白术二钱　茯苓三钱　陈皮三分　萝卜子一钱　薏仁五钱　芡实五钱　山药三钱　甘草一分

水煎服。

下喉虽则微胀，入腹渐觉爽快。

（此方《傅青主男科》列于虚劳门。）

治疝气

方用去铃丸

大茴香一斤　生姜一斤

取姜汁尽入茴香内，浸一宿，入青盐二两，酒糊丸如梧子大。每服三十丸，温酒或米饮送下。

（按:《傅青主男科》大茴香、青盐为"同炒红"。）

此温经散寒行气之方，可用。

肾子大痛方

泽泻一钱　陈皮一钱　吴茱萸五分　丹皮五分　赤茯苓一钱　苍术五分　枳实五分　山楂四分　小茴香五分　苏梗四分　姜

煎服。

又方

大茴香酒炒　小茴香酒炒　赤石脂煅　广木香

各等分为末，乌梅肉捣烂为丸，梧子大，空心每服十五丸，葱酒（汤）送下，立效。

又治偏坠方

茴香、猪苓等分，微炒为末，空心盐汤调下。又盐熨甚神效。

开郁方

如人头痛身热，伤风咳嗽，或心不爽而郁气蕴于中怀；或气不舒而怨气留于胁下，不可用补药，方：

柴胡一钱　白芍五钱　薄荷一钱　丹皮一钱　当归三钱
半夏二钱　白术二钱　枳壳一钱　甘草一钱

水煎服。

如头痛，加川芎一钱；目痛，加蒺藜一钱，甘菊花一钱；鼻塞，加苏叶一钱；喉痛，加桔梗二钱；肩背痛，加枳壳、羌活（原文即缺分量）；两手痛，加姜黄或桂枝一钱；两胁痛，倍柴胡、白芍；胸痛，加枳壳一钱；腹痛不可按者，加大黄二钱；按之而不痛者，加肉桂一钱。

（本方抄本中原无药量，现据《傅青主男科》补之。）

此逍遥散、四逆散复方，去茯苓加半夏、丹皮以化痰气清郁热。

反胃大吐方

大吐之症，舌有芒刺，双目红肿，人以为热也，不知此乃肾水之亏也（《傅青主男科》作"谁知是肾水之亏乎"）。盖脾胃必借肾水而滋润，肾水一亏，则脾胃之火，沸腾而上行，以致目红肿而舌芒刺也。但此症时躁时静，时欲饮水，及水至又不欲饮，即强饮之亦不甚快活，此乃上假热而下真寒也。宜六味汤加桂附，水煎服。

外治法

先以手擦其足心，使滚热，然后附子一枚煎汤，用鹅翎扫之，随干随扫，少顷即不吐矣。后以六味地黄汤大剂饮之，安然也。或逍遥散加黄连，立止也。无如世医以杂药妄投而成噎膈矣，方用：

熟地二两　山萸一两　北五味二钱　元参一两　当归五钱　牛膝三钱　白芥子三钱

水煎服。

盖肾水不足，则大肠必干而细，饮食入胃，不能下行，故反而上吐也。

（抄本此方缺分量，据《傅青主男科》补之。）

又方

反胃有食入而即吐出者，肾水虚不能润喉，故喉燥而即出也。方用：

熟地二两　山茱萸五钱　山药一两　泽泻三钱　丹皮三

钱　茯苓五钱　麦冬五钱　北五味二钱

水煎服。

（此方后世名麦味地黄丸，以丸易汤，汤者，荡也，取其速效也。）

麦味地黄丸又名八仙长寿丸。

又方

反胃有食久而反出者，肾火虚不能温脾，故脾寒而反出也。方用：

熟地二两　山茱萸一两　山药六钱　附子三钱　茯苓三钱　泽泻三钱　丹皮三钱　肉桂三钱

水煎服。

（此方即金匮肾气丸，易丸为汤，亦取其速效也。《傅青主男科》中泽泻为二钱。）

大吐寒邪犯肾方

寒邪入肾宫，将脾胃之水，挟之尽出，手足厥逆，少腹或痛而不可忍，以火热之物，熨之少快，否则寒冷欲死，不知者以为胃病，而乃肾病也（《傅青主男科》作"人多以为胃病，其实肾病也"）。方用：

附子一个　白术四两　肉桂一钱　干姜三钱　人参三两

水煎服。

下喉便觉吐定，煎渣服之，则安然如故矣。

此附桂理中汤去甘草，温脾肾，逐阴寒，去甘草，恐其味甘助吐也。

呕吐补肾方

人以呕吐为胃虚，谁知由于肾虚？故治吐不效，未见病之根也。方用：

人参三钱　白术五钱　薏仁五钱　芡实五钱　砂仁五个

吴茱萸五分

水煎服。

（《傅青主男科》方中芡实为三钱。）

火吐方

火吐若降火，则火由脾而入于大肠，必变为便血之症，方宜清水（火）止吐汤：

茯苓一两　人参二钱　砂仁三粒　黄连三钱

水煎服。

（"方宜清水止吐汤"，《傅青主男科》作"法宜清火止吐，方用"，似以清火止吐汤为宜。）

寒吐方

寒吐若降寒，则寒又引入肾而流于膀胱，必变为遗尿之症，方宜止呕散寒汤：

白术二两　人参五钱　附子一钱　干姜一钱　丁香五分

水煎服。

此方散寒而用补脾之品，则寒不能上越，而亦不得下行，势不得不从脐而出。

肾寒吐泻

肾寒吐泻由心寒胃弱，呕吐不已，食久而出是也；下痢不已，五更时痛泻三五次者是也。此症人以为脾胃之寒，服脾胃药而不效者，何也？盖胃为肾之关，脾为肾之海。胃气弱不补命门之火，则心包寒甚，何以生胃土而消谷食？脾气弱不补命门之火，则下焦虚冷，何以化糟粕而生精微？故补脾胃莫急于补肾也。方用：

熟地三两　山萸二两　茯苓三两　人参三两　北五味一两　山药四两　附子一两　肉桂一两　吴茱萸五钱

细末为丸，空心服（《傅青主男科》作"蜜丸，每日白水送下五钱，空心"）。

本方即肾气丸去丹皮、泽泻恐其寒，加人参、五味子、吴茱萸，温脾肾止吐泻，加减变化法度井然。

辨脾胃症

凡人能食而食不化者，乃胃不病而脾病也，当以补脾，而补脾尤宜于补肾中之火，盖肾火能生脾土也。

凡人不能食，食之而安然者，乃胃病而非脾病也，不可补肾中之火，当补心中之火，盖心火能生胃土也。

世人一见不饮食，动曰脾胃病，而不分胃之虚寒责之心，不分脾之虚寒责之肾也。

补胃方

心肾兼补，治脾胃两虚者固效矣。若单是胃之虚寒者，自宜独治心之为妙。方用：

人参一两　白术三两　茯神三两　菖蒲五钱　良姜五

钱　白芥子三钱　枣仁五钱　半夏三钱　附子三钱　山药四
钱　远志一两　莲子三两　白芍二两

为末，蜜丸，每日滚水送下三钱。

胃土由于脾虚，脾气不下行，必自上反而吐，补脾
则胃安。方用：

人参三钱　茯苓三钱　白术五钱　甘草一钱　肉桂一钱
神曲一钱　半夏一钱　砂仁三粒

水煎服。

此方治胃病以补脾土者，何也？盖胃为脾之关，关
门之沸腾，由于关中之溃乱。然则欲使关中之安静，
必先使关外之数宁，况方中有砂仁、半夏、神曲等味，
全是止吐之品，有不奏功如神者乎？此脾胃双补法也。

此香砂六君汤去陈皮、木香，加肉桂、神曲。

阳症吐血方

凡人感暑伤气，忽然吐血盈盆，人以为阴虚，不知
阴虚吐血，与阳虚不同：阴虚吐血者，人安静，不似
阳虚之躁动不宁也；阴虚必大热作渴，欲饮冷水，舌
必有刺，不似阳虚之口不渴而舌苔滑也。法当清胃火，

不必止血。方用：

　　石膏三钱　青蒿五钱　香薷三钱　荆芥一钱　当归三钱
人参三钱

　　水煎服。

　　此乃阳症吐血之神剂也。方中虽有解暑之味，然而补正多于解暑。去香薷一味，实可通治。但此方止可用一两剂，即改用六味地黄汤。

　　以去香薷为更妙，此补气血、清暑热、止吐血之方也。

　　又方

　　凡人吐血，人以为火也。用凉药以泻火，乃火愈退而血愈多；或用止血之品仍不效，此乃血不归经也，当用补气之药，而佐以归经之味，不必止而自止矣。方用：

　　人参五钱　当归一两　荆芥三钱，炒黑　丹皮二钱，炒黑
　　水煎服。

　　一剂而血无不止者。方妙在不专补血，而反去补气以补血；尤妙在不去止血，而去行血以止血。盖血逢寒则凝结而不行，逢散即归经而不逆，救死于呼吸之

际，实大有奇功。

方论甚妙！人参、当归补气补血，荆芥、丹皮均炒黑以行血止血。乃绝妙偶方也。

大怒吐血

有大怒后吐血，或倾盆而出，或冲口而来，一时昏晕，死在顷刻也。以止血治之，则气闷而不安；以补血治之，则胸满而不受；有变症蜂起而死者，不可不治之得法也。方用解血平气汤：

白芍二两　当归二两　黑荆芥三钱　柴胡八分　黑栀三钱　红花二钱　甘草一钱

水煎服。

一剂而气平舒，二剂而血止息，三剂而病大愈。盖怒伤肝，不能平其气，以致吐血。不先舒气而遽止血，愈激动肝木之气，气愈旺而血愈吐矣。方中芍药多用之妙品，平肝又舒气，荆芥、柴胡，皆引血归经之品。

方论绝妙，验之临床亦然。1974年秋某夜，友人王志友之妻蔡伟亚突然吐血盈盆，余按其脉，弦数有力，乃肝经气火冲激而致吐血，投丹栀逍遥而安。

三黑神奇饮

丹皮七分，炒黑　栀子五分　真蒲黄一钱二分，炒黑　贝母一钱　陈皮七分　川芎一钱，酒炒　生地一钱，酒炒

水二樽，童便、藕汁各半樽，煎服。

此方治吐血之症，神效无比，二剂而自止。

（《傅青主男科》此方中无陈皮。）

本方可治胃出血，与景岳化肝煎异曲同工。

短气方

此症状似乎喘而实非喘，作实喘治之立死矣。盖短气乃肾气虚耗，气冲于上焦，壅塞于肺经，症似有余而实为不足也。方用：

人参二两　牛膝三钱　熟地一两　麦冬五钱　破故纸三钱　山萸三钱　枸杞三钱　胡桃肉三个　北五味二钱

水煎服。

不过三剂而气平喘定。此方妙在用人参之多，能下达气原，挽回于无何有之乡。其余纯是补肾补肝之品，子母相生，水气自旺，水旺则火自安于故宅，不上冲

于咽门，此治气短之妙法也。

补气纳气，宜乎短气可愈。

实喘方

看其症若重而实轻，方用：

黄芩二钱　麦冬三钱　柴胡一钱　苏叶一钱　山豆根一钱　半夏一钱　乌药一钱　甘草五分

水煎服。

一剂喘定，不必再剂也。然实喘之症，气大急，喉中必作声，肩必抬起。

本方即小柴胡去参、姜、枣，加苏叶、乌药以顺气，麦冬以养阴，山豆根以利咽。病根在于气机不畅，痰气交阻。

虚喘方

气少息而喉无声，肩不抬起也。此乃肾气大虚，脾气又复将绝，故奔冲而上，欲绝未绝也。方用救绝止喘汤。

人参一两　山萸三钱　熟地一两　牛膝一钱　北五味一

钱　麦冬五钱　白芥子三钱

水煎服。

(《傅青主男科》名"救绝汤"，方中白芥子改为一钱。)

抬肩大喘方

人忽感风邪，寒入于肺，以致喘急，肩抬气逆，痰吐不出，身不能卧。方用：

柴胡二钱　茯苓二钱　麦冬二钱　桔梗二钱　当归二钱
黄芩一钱　射干一钱　半夏一钱　甘草一钱

水煎服。

此方妙在用柴胡、射干、桔梗以发舒肺金之气，用半夏以去痰，黄芩以去火。盖外感寒邪，内必变为热症，故用黄芩以清解之；然徒用黄芩，虽曰清火，转足以抑遏其火气，而火未必伏也。尤妙在以桔梗、柴胡、射干一派辛散之品，更足以消火灭邪也。

此亦小柴胡汤去参、姜、枣，加桔梗利咽，射干平喘，麦冬清肺，茯苓化痰，当归治咳逆上气。

又方论

凡人有喘不卧，吐痰如涌泉者，舌不燥而喘不止，一卧即喘，此非外感之寒邪，乃肾中之寒气也。盖肾中无火，则水无所养，乃泛上而为痰。方宜用六味地黄汤加附子、肉桂，大剂饮之。凡人之卧，必得肾气与肺气相安，而后河车之路平安而无奔越也。

又气喘治法

如气喘而上者，人以为气有余也，殊不知气盛当作气虚，有余当作不足看。若认作肺气之盛，而误用苏叶、桔梗、百部等药，欲病去而愈远矣。

人参一两　牛膝三钱　熟地五钱　山萸四钱　北五味一钱　枸杞一钱　麦冬五钱　胡桃三个　生姜五片

水煎服。

此方不治肺，而正所以治肺也。或疑人参乃健脾之药，既宜补肾，不宜多用人参；不知肾水大虚，一时不能遽生，非急补其气，则元阳一线，必且断绝；况人参少用即泛上，多用即下行，妙在用人参两许，使下达病原，补气以生肾水。药（方）中熟地、山萸之

类，同气相求，直入命门，又何患其多哉？若病重之
人，尤宜多加，一两尚欠也。

　　但喘，有初起之喘，多实邪；久病之喘，多气虚。
实邪喘者，必抬肩；气虚喘者，微微气急耳。此治久
病喘之方也。若初起之喘，（服）四磨、四七汤，一剂
即止。喘不独肺气虚，而肾水渴（竭）也。

又方

　　肾火之逆，挟肝气而上冲之喘也，病甚有吐红粉痰
者，此肾火炎上以烧肺金，肺热不能克肝，而龙雷之
火升腾矣。龙雷火，相火也。方用：

　　地骨皮一两　沙参一两　麦冬五钱　白芍五钱　桔梗五
分　白芥子二钱　丹皮三钱　甘草三分

　　水煎服。

　　此方妙在地骨皮清骨髓中之火，沙参、丹皮以养
阴，白芍平肝，麦冬清肺，甘草、桔梗引入肺经，则
痰喘除，而气喘可定矣。

贞元饮

　　治喘而脉微涩者。

熟地三两　　当归七钱　　甘草一钱

水煎服。

妇人多有此症。

此张景岳方也。魏长春老先生在此方基础上加三子养亲汤，名三子贞元饮，尤妙。

喘嗽方

如病喘嗽，人以为肺虚而有风痰，不知非然，乃气不能归源于肾，而肝木挟之作祟耳。法当峻补其肾，少助引火之品，则气自归源，而喘嗽自止矣。方用：

人参一两　　熟地二两　　麦冬五钱　　五味子一钱　　枸杞一钱　　牛膝一钱　　菟丝子一钱　　茯苓三钱　　白术一钱

水煎服。

连服几剂，必有奇功。倘以四磨、四七汤治之，必不效矣。

更有假热气喘吐痰之症，人以为热，而非热也，乃下元寒极，逼其火而上喘也。此最危急之症，苟不急补其肾与命门之火，则一线之微，必然断绝。方：

熟地四两　　山药三两　　麦冬三两　　五味子一两　　牛膝一

两　附子—钱　肉桂—钱

水煎冷服，一剂而愈。

久嗽方

人参—钱　白芍三钱　枣仁三钱　北五味—钱　益智五

分　苏子—钱　白芥子—钱

水煎服。

二剂后，服六味地黄丸。

又方

秋伤于湿，若用乌梅、米壳，断乎不效。

陈皮　当归　白术　枳壳　桔梗　甘草

等分，水煎服。

三剂帖然矣。冬嗽皆秋伤于湿也，岂可拘于受

寒乎？

肺嗽兼补肾方

肺嗽之症，本是肺虚，其补肺也明矣，奈何兼补

肾也？不知肺经之气，夜卧必归于肾中。若肺经为心

火所伤，必求救于子，子若力量不加，将何以救其母

哉？方用：

熟地一两　山萸四钱　麦冬一两　元参五钱　苏子一钱
甘草一钱　牛膝一钱　沙参三钱　天冬一钱　紫菀五分

水煎服。

久嗽方

治久嗽，不论老少，神效。

乌梅五钱　薄荷五分　杏仁一钱　硼砂一钱　人参一
钱，童便浸　五味子五钱，酒浸蒸　寒水石一钱，火煅　贝母
三两　瓜蒌仁五钱，去油　胡桃仁三钱，去皮　甘草五分

共为末，蜜丸樱桃大，净绵包之，口中噙化。虚劳
嗽未曾失血，脉未数者，皆可用之，不过十粒即见效。

可作剂型用。

又治久嗽方

人参　当归　细茶

三味共三钱，水煎数沸，连渣嚼尽，一二服立效，
不必三剂也。

治痰方

夫痰之滞，乃气之滞，此言极妙！苟不补气而惟去痰，未见痰去而病消也。方用：

人参一钱　白术二钱　茯苓三钱　陈皮一钱　白芥子一钱　花粉一钱　苏子八分　肉豆蔻二粒

水煎服。

治痰之法，不可徒去其湿，必以补为先，而佐以化痰之品。方用：

人参二钱　茯苓三钱　薏米仁五钱　半夏三钱　陈皮一钱　神曲一钱　甘草一钱

水煎服。

此方之中用神曲，人多不识其意，谓神曲乃消食之圣药，非化痰之神品也。殊不知痰之积聚稠黏，甚不易化，惟用神曲以发之，则积聚稠黏开矣。继以半夏、陈皮，可以奏功。然虽有半夏、陈皮消痰，使不多用人参，则痰何从消？有人参以助气，有薏仁、茯苓，能健脾去湿，湿去而痰亦去矣。

此二陈汤加人参、薏仁益气健脾祛湿，神曲以发积聚稠黏之痰，盖食生痰故也。与丹溪越鞠丸治痰郁而不用化痰药异曲同工。

更有气虚痰寒者，即用前方，加肉桂三钱，干姜五分足矣。

更有气虚痰热者，不可用此方，当用：

麦冬二钱　　白芍二钱　　花粉一钱　　陈皮一钱　　白芥子一钱　　当归三钱　　茯苓二钱　　神曲三分　　甘草一钱

水煎服。

肾水成痰引火下降方

肾中之水，有火则安，无火则泛。倘人过于入房，则水去而火亦去，久之则水虚而火亦虚；水无可藏之地，则必泛上而为痰矣。治法，欲抑水之下降，必先使火之下温，当于补水之中，又用大热之药，使水足以制火，而火足以暖水，则水火有既济之美也。方用：

熟地三两　　山萸一两　　肉桂二钱　　北五味一钱五分　　牛膝三钱

水煎服。

一剂而痰下行，二剂而痰无不消矣。

凡人久有痰病不愈，用猪肺一个，萝卜子五钱，研碎，白芥子一两，五味调和，饭锅蒸熟。饭过顿服一个即愈。此乃治上焦之痰，汤药不愈者，最神效。

此乃脏器疗法，以肺补肺。再合三子养亲汤去苏子，亦食疗方也。

治痰之法

古人所立治痰之方，皆是治痰之标，而不能治痰之本也。如二陈汤，上、中、下久暂之痰通治之，而无实效也。

此说极是。

今立三方，痰病总不出其范围也。

初病之痰

伤风咳嗽吐痰是也。方用：

半夏一钱　陈皮一钱　花粉一钱　茯苓一钱　苏子一钱甘草一钱

水煎服。

二剂而痰可消矣。此方去上焦之痰，上焦之痰原在胃中，而不在肺，去其胃中之痰，而肺金自然清肃，又何至火之上升哉？

己病之痰

必观其色之白与黄而辨之：黄者火已退也，白者火正炽也。正炽者用寒凉之品，将退者用祛逐之味。今一方而俱治之，方用：

白术三钱　白芥子三钱　茯苓五钱　陈皮一钱　甘草一钱　枳壳五分

水煎服。

有火加栀子，无火不必加。此方健脾去湿，治痰之在中焦者也。

又治已病之痰

白术五钱　茯苓五钱　薏仁五钱　陈皮一钱　天花粉二钱　益智仁三分　人参三分

水煎服。

有火加黄芩一钱，无火加干姜一钱，甘草二分。此方健脾去湿而不耗气，二剂而痰自消也。

久病之痰

久病之痰，切不可作脾湿生痰论之。盖久病不愈，未有不因肾水亏损者也；非肾水泛上为痰，即肾火沸腾为痰。当补肾以祛逐之，方用：

　　熟地五钱　　薏仁五钱　　芡实五钱　　山药三钱　　山萸三钱
北五味一钱　　麦冬三钱　　茯苓三钱　　车前子一钱　　益智仁
三分

　　水煎服。

此即八仙长寿加减方也。

　　此治水泛为痰之圣药也。若火沸为痰，加肉桂一
钱，补肾去湿而化痰。水入肾宫，自变化为真精，而
不变为痰矣。此治下焦之法也。

　　又治久病之痰，方用六味地黄丸，加麦冬、五味
子，实有奇功。无火加附子、肉桂可耳。

即阴虚有痰，用八仙长寿丸，阳虚水泛为痰，用肾
气丸。

　　痰在胸膈而不化者，为老痰也。方宜用：

　　白芍三钱　　茯苓三钱　　柴胡一钱　　甘草一钱　　陈皮三分
白芥子五钱　　丹皮二钱　　花粉八分　　薏仁五钱

　　水煎服。

　　妙在白芥子为君，薏仁、白芍为臣，柴胡、花粉为
佐，使老痰无处可藏，用八九剂而老痰可化也。

此方即逍遥散去当归、白术，加白芥子、陈皮、薏仁、花粉、丹皮化痰清热调气。

又痰成而塞咽喉者，为顽痰也。此即梅核气之类。方用：

贝母三钱　半夏三钱　茯苓三钱　白术三钱　神曲三钱
紫菀二钱　桔梗三钱　白矾一钱　甘草一钱

水煎服。

此方妙在半夏、贝母同用，一燥一湿，使痰无处逃避。又有白矾消块，梗、菀去邪，甘草调中，有不奏功者乎？

白矾如配郁金，名白金丸，能化痰开窍，又可化结石。

泻火汤总方

栀子三钱　白芍五钱　丹皮三钱　元参二钱　甘草一钱
水煎服。

心火加黄连一钱，胃火加石膏三钱，肾火加黄柏、知母各一钱，肺火加黄芩一钱，大肠火加地榆一钱，小肠火加天、麦冬各一钱，膀胱火加泽泻三钱。

治火何独治肝经也？盖肝属木，木易生火。肝火散而诸经之火俱散，但散火必须加下泄之药，而使火之有出路也，则得矣。

龙胆泻肝汤用车前、木通、泽泻、山栀，使火有出路，为下泄之药。

初病治法

伤风

如人病初起之时，用药原易奏功。无如人看不清，用药错乱，往往变症蜂起。苟看病真，用药当，又何有变症耶？如伤风之症，必然头痛身疼，咳嗽痰多，鼻流清水，切其脉必浮，此伤风也。

防风—钱　柴胡—钱　黄芩—钱　半夏—钱　荆芥—钱
甘草—钱

水煎服。一剂即止，不必再剂也。

此小柴胡汤去参、姜、枣，加荆芥、防风。重在疏风解表，兼清痰热。

伤寒

伤寒初起，鼻塞目痛，项强头痛，切其脉必浮紧，此伤寒也。方用：

　　桂枝一钱　甘草一钱　陈皮一钱　干葛一钱

　　水煎服。一剂而愈。

伤食

　　如伤食，心中饱闷，见食则恶，食之转痛也。方用：

　　白术一钱　茯苓一钱　枳壳一钱　山楂二十粒　谷芽二钱　麦芽二钱　神曲五钱　半夏一钱　砂仁三粒　甘草五分

　　水煎服。一剂快，二剂愈。

　　此枳术丸合保和丸加减也，重在健脾降胃，消食导滞。

伤暑

　　如伤暑，必然头晕口渴恶热，甚则痰多身热气喘是也。方用：

　　青蒿一两　香薷三钱　白术五钱　陈皮一钱　茯苓三钱　甘草一钱

　　水煎服。

　　有人参加一钱，无亦可。一剂愈。

　　此益气清暑方也。用异功散益气，加青蒿、香薷清暑解表。以暑必伤气故也。

伤湿

如伤湿，必然恶湿，身重足肿，小便短赤。又方用：

泽泻三钱　猪苓三钱　肉桂五分　茯苓五钱　白术五钱
车前子一钱　柴胡一钱　半夏一钱

水煎服。一剂可愈。

此五苓散加车前子、柴胡、半夏，调气机而利水湿。

燥病

燥病初起，咽干口燥，不吐痰，干咳嗽不已，面目红，不畏风吹是也。方用：

麦冬五钱　元参五钱　桔梗三钱　甘草一钱　花粉一钱
陈皮三分　百部八分

水煎服。

此即程钟龄之贝母瓜蒌散去贝母、瓜蒌，加元参、麦冬、百部，重在润燥止咳。

火症

火症初起，必大渴引饮，身有斑点，或身热如焚，或发狂乱语。方用：

石膏三钱　元参一两　麦冬一两　甘草三钱　升麻三钱
知母三钱　半夏三钱　竹叶百片

水煎服。一二剂可止可安，不必四剂也。

此白虎、竹叶石膏汤、增液汤三方加减而成，重在
清阳明、生津液。

发汗奇法

邪居腠理之间，必用汗药以泄之。方用：

荆芥一钱　桔梗一钱　防风一钱　甘草一钱　苏叶一钱
白术五钱　茯苓三钱　陈皮五分

水煎服。

此方妙在白术为君。盖人之脾胃健，而后皮毛、腠
理始得开阖自如。白术健脾去湿，而邪已难存，况有
荆、防、苏、梗以表散之乎？

本方用荆、防、苏叶辛温解表，桔梗、甘草宣肺
而开皮毛，重用白术健脾，扶正匡邪，且防汗多伤正，
茯苓、陈皮祛其痰湿。正气不足，外感风寒湿邪，无
汗恶风者宜之。

劳病症

劳病既成，最难治者。盖必有虫生之，以食人之气血也。若徒补其气血，而不入杀虫之品，则饮食入胃，只荫虫而不生气血矣。但只杀虫而不补气血，则五脏尽伤，又何有生理哉？惟于大补之中，加入杀虫之品，则元气既全，真阳未散，虫死而身安矣。方用：

此论甚为恰当，不独劳病，当今之癌症治疗亦应作如是观。

人参三两　熟地八两　地栗粉八两　鳖甲一斤，醋炙　神曲五两　麦冬五两　桑叶八两　白薇三两　山药一斤　何首乌八两

共为末，将山药末打成糊，为丸。每日滚白水送下五钱，半年而虫从大便出。

未成劳病，而将成劳病者，方用：

熟地一两　地骨皮五钱　人参五钱　麦冬五钱　白术一钱　山药三钱　白芥子三钱　北五味三分

水煎服。

阳虚下陷方

人因饥饱劳役，内伤正气，以致气乃下行，脾胃不能克化，饮食不能运动，往往变成劳瘵。

此经验之谈也，饮食劳倦则伤脾，中气虚甚则气陷难升。

若疑饮食不进，为脾胃之火，肉黍之积，轻则砂仁、枳壳、山楂、麦芽之品，重则芒硝、大黄、牵牛、巴豆之类，纷然杂进，必致臟闷。倘先以升提之药治之，何至于此？方用：

人参一钱　柴胡一钱　陈皮一钱　甘草一钱　黄芪三钱
当归三钱　白术三钱　升麻三分

水煎服。

凡人右手寸脉，大于左手寸脉，即内伤之症；不论左右关、尺脉何如，以此方投之，最神效。

阴虚下陷方

如人阴虚脾泄，岁久不止；或食而不化，或化而溏泄，方用：

熟地五钱　山萸五钱　白术一两　山药三钱　北五味一钱　肉桂一钱　茯苓三钱　升麻三分　车前子一钱

水煎服。

此方纯是补阴之药，惟升麻以提阴中之气；又有温湿之品，以暖命门而健脾土，又何至再溏泄哉？

肾阴虚而脾气又不足，故患阴虚脾泄，方用六味丸去丹皮、泽泻，加五味子固涩，肉桂温脾肾，白术、升麻健脾益气升提，车前子利小便以实大便。

阴虚火动夜热昼寒方

如肾水虚兼感寒者，或肾水亏竭，夜热昼寒，此等症若认作阳症，则口渴而热益炽，必致消尽阴水，吐痰如絮，咳嗽不已，声哑声嘶，变成痨瘵。法当峻补其阴，则阴水足而火焰自消，骨髓清泰矣。方用：

熟地一两　北五味一钱　地骨皮五钱　白芥子三分　车前子一钱　山萸五钱　麦冬五钱　元参三钱　丹皮一钱　沙参五钱　芡实五钱　桑叶七片

水煎服。

此治阴虚火动者神效。

又方

治阴寒无火，用：

肉桂一钱　附子一钱　熟地一两　山茱萸四钱　白术三钱　人参三钱　柴胡五分

水煎服。

二方治阴之中，即有以治阳；而治阳之中，即藏于补阴也。

过劳方

凡人过劳，脉必浮大不伦。若不安闲作息，必有吐血之症，当用滋补。方用：

人参三两　白术五两　茯苓三两　熟地五两　山茱萸四两　当归八两　白芍五两　黄芪五两　麦冬三两　砂仁五钱　神曲一两　五味子三两　陈皮五钱

共为末，炼蜜为丸。每日早晚服五钱。

此方可作剂型，给过劳者服用。乃八珍汤、生脉饮、地黄汤三方加减，功能补气养血滋阴，且配陈皮、砂仁、神曲，能使心肾相交，补而不腻。

日重夜轻方

病重于日间，而发寒发热，较夜尤重，此等症必须从天未明而先截之。方用：

柴胡三钱　当归三钱　黄芪五钱　人参一钱　陈皮一钱　半夏一钱　青皮一钱　枳壳一钱　白术五钱　甘草一钱　干姜五分

水煎服。

此补中益气汤去升麻，加半夏、青皮、枳壳、干姜，从气虚发热治疗。此为截断疗法，故必须在发病前服用。

又方

更易：

人参一钱　陈皮一钱　甘草一钱　白术五钱　柴胡二钱　白芥子一钱　熟地一两

水煎服。

夜重日轻方

病重于夜间，而发寒发热，或寒少而热多，或热少而寒多，一到天明觉清爽，一到黄昏觉沉重，此阴气甚虚也。方用：

　　熟地一两　　山萸四钱　　当归三钱　　白芍三钱　　何首乌三钱，生用　　柴胡三钱　　麦冬三钱　　鳖甲五钱　　白芥子三钱　茯苓五钱　　陈皮一钱　　五味子一钱

　　水煎服。

　　此方妙在用鳖甲，乃主阴之物，逢阴则入，遇阳则转；生何首乌，直入阴经，亦攻邪气；以芥子祛痰，又不耗其真阴之气；有不奏功者乎？必须黄昏服，以此药则阴气固而邪不敢入矣。

　　然亦有阴邪而兼阳邪，亦发于夜间，其病亦发寒发热，无异纯阴邪气之症，但少少烦躁耳，不若阴症之常静也。法当于补阴之中少加阳药一二味，使阳长阴消，自然奏功如响。方用：

　　熟地一两　　山萸四钱　　当归三钱　　鳖甲五钱　　白芥子三钱　　柴胡二钱　　陈皮一钱　　茯苓五钱　　麦冬三钱　　北五味一钱　　人参二钱　　白术三钱　　何首乌三钱，生用

　　水煎服。

　　本方即上夜重日轻方原方去白芍，加人参、白术而

成，即所谓"补阴之中少加阳药一两味"，说明已阴损及阳矣。

气治法

气虚气实，不可不平之也。气实者非气实，乃正气虚而邪气实也。方法当用补正之药，而加祛逐之品，则正气旺而邪气消矣。方用：

人参一钱　白术一钱　甘草一钱　麻黄一钱　半夏一钱 柴胡三钱　白芍三钱

水煎服。

推而广之，治气非一条也：气陷，补中益气汤可用；气衰，六君子汤可采；气寒，人参白术附子汤可施；气虚，则用四君子汤；气郁，则用归脾汤；气热，则用生脉散；气喘，则用独参汤；气动，则用二陈汤加人参；气庸塞，则用射干汤；气逆，则用逍遥散。

治气之法，非止一端，确有至理。

总之，气虚则羸弱，气实则壮盛。虚者用前方；实者另一方，即用：

枳壳五分　白术一钱　陈皮五分　茯苓三钱　白芍二钱

山楂十个　柴胡一钱　栀子一钱　甘草一钱

水煎服。

本方即四逆散合逍遥散去当归，加陈皮、山楂、栀子，从调气机、消食滞、清郁热治之。

血治法

血不归经，或上或下，或四肢毛窍，各处出血。循行经络，外行于皮毛，中行于脏腑，内行于筋骨，上行于头目两手，下行于二便一脐，是周身无非血路，一不归经，斯各处妄行，有孔即钻，有洞则泄，甚则呕吐，或见于皮毛，或出于齿缝，或渗于脐腹，或露于二便。宜顺其性而引之，以归经已耳。方用：

当归三钱　白芍三钱　麦冬三钱　熟地五钱　生地五钱茜草根一钱　川芎一钱　荆芥一钱　甘草一钱

水煎服。

此方即四物汤加减，妙在用茜草根，引血归经。服一二剂后，用六味地黄汤，补肾以滋肝木，肝得养，则血有可藏之经，而不外泄矣。

此四物汤加茜草根引血归经，荆芥止血，麦冬养阴，甘草调和诸药，且合白芍酸甘化阴。本方重用二地，少用川芎有深意，重用二地则养血凉血，少用川芎恐耗血动血。

又方

熟地五钱　山萸五钱　山药二钱　丹皮二钱　泽泻二钱
北五味一钱　茯苓二钱　麦冬二钱　甘草一钱

水煎服。

血症最宜用此方，久服三年不吐血。

此八仙长寿丸原方加甘草也。

肺脾双治汤

如人咳嗽不已、吐泻不已，此肺脾之伤。人以为咳嗽宜治肺，吐泻宜治脾。殊不知咳嗽由于脾气之衰，斡旋之令不行，则上为咳嗽矣；吐泻由于肺气之弱，清肃之令不行，始上吐而下泻。方用：

人参一钱　麦冬二钱　茯苓二钱　柴胡一钱　车前子一钱　神曲五分　薏仁一钱　甘草五分

水煎服。

此治肺治脾之药，合而用之，咳嗽之病、吐泻之症各愈，所谓一方而两用之也。

肾肝同补汤

肾水不能滋肝木，则肝木抑郁而不舒，必有两胁饱闷之症。肝木不能生肾中之火，则肾水日寒，必有腰背难于俯仰之症。肝肾必须同补。

熟地一两　山萸五钱　白芍五钱　当归五钱　柴胡二钱
肉桂一钱

水煎服。

此方熟地、山萸补肾之药，而归、芍、柴、桂补肝之品。既去（云）平肝补肾，似乎药不该轻重，今补肝之品多于补肾者何？肾为肝之母，肝又为命门之母也，岂有肝木旺而不生命门之火哉？

心肾同源汤

肾，水脏也。心，火脏也。是心肾二经为仇敌，似不宜牵连而一（同也）治之。不知心肾虽相克而实相须：无心之火则成死灰，无肾之水则成冰炭；心必得肾水以滋养，肾必得心火而温暖。如人惊惕不安，梦遗精泄，岂非心肾不交乎？人以惊惕不安为心之病，我以为肾之病；人以梦遗精泄为肾之病，我以为心之病；非颠倒也，实有至理焉。方用：

熟地五两　山萸三两　山药三钱　白术五两　人参三两　芡实五钱　茯神三两　菖蒲一两　炒枣仁三两　远志一两　五味子一两　麦冬三两　柏子仁三两

蜜丸，每早晚温水送下五钱。

此方之妙，治肾之药少于治心之味，盖心君宁静，肾气自安，何至心动，此治肾正所以治心，治心即所以治肾也，所谓心肾相依。

此乃八仙长寿丸去丹皮、泽泻，合定志丸加枣仁、柏子仁、芡实、白术，补心肾，健脾胃，务使水火既济而已。

寒热真假辨

真热症口干极而呼水，舌燥极而开裂生刺，喉痛日夜不已，大热烙手而无汗也。真寒症手足寒，久而不回，色变青紫，身战不已，口噤出声而不可禁也。假热症口虽渴而不甚，舌虽干而不燥，即燥而无芒刺纹裂也。假寒症手足冰冷而有时温和，厥逆身战亦未太甚，而有时而安，有时而搐是也。

此段辨寒热真假，确是临证心得之言。

真热症方

麻黄三钱　当归五钱　黄连三钱　黄芩三钱　石膏三钱知母三钱　半夏三钱　枳壳二钱　甘草一钱

水煎服。一剂轻，二剂愈。

真寒症方

附子三钱　肉桂一钱　干姜一钱　白术五钱　人参一两

水煎服，急救之。此乃真中寒邪，肾火避出躯壳之外而阴邪之气直犯心宫，心君不守，肝气无依，乃发战发噤，手足现青色。然则用桂、附、干姜逐其寒邪足矣，何用参术，即用何至多加？盖元气飞越，只一线之气未绝，纯用桂、附、干姜一派辛辣之药，邪虽外逐而正气垂绝，若不多加参术，何以反正气于若存若亡之际哉？

（抄本中缺此方，据《傅青主男科》补之。）

本方用参、术之理阐发无遗。

假寒方

如人手足冰冷，或发厥逆，或身战畏寒，人以为寒，而非寒也，内真热而外假寒耳。方用：

附子一钱　肉桂一钱　人参三钱　白术五钱　猪胆汁半个　苦菜汁三匙

先将水二碗煎药，熟后以药并器，放水中激凉，入胆汁、菜汁调匀，一气服之。

方中全是热药，倘服不如法，必然虚火上冲，尽行呕出。必热药凉服，已足而顺其性，而下行又有二汁之苦，以骗其假道之防也哉。

热药凉服法阐发无遗。但此方应是假热真寒方，非真热假寒方也，似仲景白通加人尿猪胆汁方。故此论必有错讹。可参后之真热假寒方。

上热下寒方

上焦火势之盛，吐痰如涌泉，面赤喉痛，上身不欲盖衣，而下体冰凉，此上假热而下真寒也。方用：

附子一个　熟地半斤　山萸四两　麦冬一两　北五味一两　茯苓三两　泽泻三两　丹皮三两　肉桂一两

水十碗，煎四碗，探凉与病人服之。二剂四碗服尽，立刻安静。此上病治下之一法也，最效。

此金匮肾气丸合八仙长寿丸，阴阳兼补，清上温下。

乍寒乍热辨

病有洒淅恶寒，而后发热者也。盖阴脉不足，阳往从之；阳脉不足，阴往乘之。何谓阳不足？寸脉微，名曰阳不足。阴气上入阳中，则恶寒也。何谓阴不足？尺脉弱，名曰阴不足。阳气下陷阴中，则发热也。

凡治寒热：用柴胡升阳气，使不下陷阴中，则不热也；用黄芩降阴气，使不升入阳中，则不寒也。

可见治寒热多用柴胡、黄芩以调和阴阳，使阳升而阴降。

病在上而求诸下

头痛、目痛、耳红、腮肿痛……一切上焦等症，除清凉发散正治外，人即束手无策，而不知更有三法：

如大便结，脉沉实者，用酒蒸大黄三钱微下之，此名釜底抽薪之法。

如大便泻，脉沉足冷者，宜六味地黄丸加牛膝、车前、肉桂；足冷甚者，加熟地、附子。是冷极于下，而迫其浮火上升也。此名导龙入海之法。

大便如常，脉无力者，用牛膝、车前引下之，此名引火归源之法。

治阳虚寒甚，虚阳在上，用导龙入海法。治阴虚阳亢，引阴入阳，名"引火归源"法。

病在下而求诸上

凡治下焦病，用本病药不愈者，须从上治之；如足痛足肿，无力虚软，膝疮红肿，用木瓜、薏仁、牛膝、防己、黄柏、苍术之品不效者，定是中气下陷，湿热下流，用补中益气升提之。

如足软，不能行而能食，名曰痿症。宜清肺热。

如治泄泻，用实脾利水之剂不效，亦用升提，补中益气去当归，加炮姜、苍术；脉迟，加肉蔻、故纸。

如尿血，用凉血利水药不效，宜清心莲子饮。若清心不止，再加升、柴。

如治便血，用止涩之药不效，或兼泄泻，须察其脉：如右关微细，或数大无力，是脾虚不摄血，宜六君子汤加炮姜。若右关沉紧，是饮食伤脾，不能摄血，加沉香二分。右寸洪数，实热在肺，宜清肺，麦冬、花粉、元参、枯芩、桔梗、五味子、枳壳等药。

真热假寒方

如人身外冰冷，身内火炽，发寒发热，战栗不已，此真热反现假寒之象以欺人也。自当用三黄汤加石膏、生姜，乘热饮之。用井水以扑其心，至二三十次，内热自止，而外之战栗亦若失。后用元参、麦冬、白芍各二两，煎汤与服，任其恣饮，后不再甚矣。

先以大剂清热，加生姜以反佐，凉药热服，使药不格拒，再投养阴之品以善后。

真寒假热方

如人下部冰冷，上部大热，渴欲饮水，下喉即吐，此真寒反现假热之象以欺人也。自当用八味汤大剂，探冷与服。再令一人强而有力者，以手擦其足心，如火之热，不热不已，以大热为度。后用吴茱萸一两，附子一钱，麝香三分，以少许白面入之，打糊作膏，贴在足心之中。少顷必熟睡，醒来，下部身热，而上部之火熄矣。

擦涌泉能引火下行。

气虚胃虚方

凡人病气虚者，乃身体羸弱，饮食不进，或大便溏泄、小便艰涩。方用：

人参一两　茯苓三钱　白术五钱　陈皮一钱　甘草一钱
车前子一钱　泽泻一钱

水煎服。

此方用人参为君者，开其胃气。胃为肾之关，关门不开，则上之饮食不能进，下之糟粕不能化。必用人参以养胃土，茯苓、车前以分消水气也。

或服此而未愈，兼服八味丸，最能实大肠而利膀胱也。

（《内经》为"肾为胃之关"，此则为"胃为肾之关"，有待研讨。）

此气虚生湿，故用五味异功散补气助运，加车前子、泽泻利小便而实大便。若脾肾两虚，则兼服八味丸，补火生土、温阳利水。

气虚饮食不消方

饮食入胃，必须胃气充足，始能化糟粕而生津液。方用：

人参二钱　白术三钱　陈皮五分　神曲五分　甘草三钱
黄芪三钱　麦冬五分　山楂五粒　炮姜一钱　茯苓三钱

水煎服。

伤面食，加萝卜子。有痰，加半夏、白芥子各一钱。咳嗽，加苏子一钱，桔梗二钱。伤风，加柴胡二钱。夜卧不安，加炒枣仁二钱。胸中微痛，加枳壳五分。方内纯是开胃之品，又恐饮食难消，后加消导之味，则饮食化而津液生矣。

（此方《傅青主男科》中缺炮姜。）

此五味异功散加黄芪、麦冬、炮姜、山楂、神曲，以补气为主，寓消于补。

血虚面色黄瘦方

出汗盗汗，夜卧常醒，不能润色以养筋是也。血虚自当补血，舍四物汤，又何求耶？今不用四物汤。

熟地一两　麦冬三钱　当归五钱　桑叶十片　枸杞三钱
茜草一钱

水煎服。

此方妙用桑叶补阴而生血，又妙加茜草，则血得活而益生，况又济之以归、地、麦冬大剂以共生之乎？

本方从心肝肾三经论治血虚，因心生血，肝藏血，肾主骨生髓，精血所以生也。

气血双补方

饮食不进，形容枯槁，补其气而血益燥，补其血而气益馁；助胃气而盗汗难止，补血脉而胸膈阻滞。法当气血同治，方用：

熟地三钱　人参一钱　白术一钱　当归二钱　川芎一钱
白芍三钱　茯苓　三钱　麦冬五钱　谷芽一钱　甘草八分
陈皮五分　神曲五分

水煎服。

此方气血双补，与八珍汤同功，而胜于八珍汤也，妙在补中有调和之法耳。

此乃八珍汤加陈皮理气，神曲、谷芽消导，以免补而腻膈；又加麦冬养阴清热，使诸温燥之品不致伤阴助热。如此则补益之品，悉得其用，功力更大。重用麦冬，中等量的八珍，小量的陈皮、神曲、谷芽，均有妙义。

扶正散邪汤

此专治正气虚而邪气入之者，如头疼发热；凡脉右寸口大于左寸口者，急以此方投之，效。

人参一钱　白术三钱　茯苓三钱　半夏一钱　柴胡三钱
甘草一钱

水煎服。

此治气虚而感受风寒者。乃四君子汤合小柴胡汤去黄芩、姜、枣而成。

消食善饥方

火盛之症，大渴引饮，呼水自救，朝食即饥；或夜食不止。方用：

元参一两　麦冬五钱　竹叶三十片　菊花二钱　生地三钱　白芥子二钱　丹皮二钱　陈皮五分

水煎服。

此消渴病也，以中消为主，故用增液清热法。

久虚缓补方

久虚之人，气息奄奄，无不曰宜急治矣。不知气血大虚，骤加大补之剂，力量难任，必致胃口转膨胀，不如缓缓清补也。

当归一钱　白芍三钱　茯苓一钱　白术五分　人参三分　山药一钱　陈皮三分　麦芽三分　炮姜三分　枣仁五分　甘草三分

水煎服。

此方妙在以白芍为君，引参术入肝为佐，小小使令，徐徐奏功，使脾气渐实，胃口渐开，然后再用纯补之剂，先宜缓补之也。

对久虚气息奄奄者之论治法极是。不宜骤投大剂峻补，唯宜缓缓补之，先使脾胃强盛，气血渐充，再用较大剂量。本方乃归芍异功散加山药、枣仁、炮姜、麦芽，重在补脾气、养肝血，佐以和中理气。

劳症与虚损有辨

外症大相似，而治法实不同。虚损者，阴阳两虚；劳症者，阴虚阳亢。故虚损可用温补；若劳症，忌温补而用清补也。

两症辨法：不必凭脉，但看人着复衣，此着单衣者，为劳症；人着单衣，此着复衣者，为虚损。劳症，骨蒸而热；虚损，荣卫虚而热也。

从着衣辨虚损与劳症，极有见地。

中风不语方

凡人跌倒昏迷，或自卧而跌在床下者，此皆气虚而痰邪犯之也。方宜用：

人参一两　半夏三钱　南星三钱　生附子一个

名为三生饮，急灌之。

此症有因肾虚而得者。夫肾主藏精，主下焦地道之生育，冲、任二脉系焉。二脉与肾之大络，同出于肾下，起于胞中。其冲脉因称胞络，为经脉之海，遂名海焉。冲脉之上行者，渗诸阳，灌诸精，下行者，渗诸阴，灌诸络，而温肌肉，别经络，结于跗。

因肾虚，而肾络与胞内绝，不通于上则喑，肾脉不上循喉咙，挟舌本则不能言。二络不通于下，则痱厥矣。方用地黄饮子。

熟地一两　巴戟一两　山萸一两　附子五钱　石斛六钱　肉苁蓉一两　菖蒲五钱　茯苓一两　肉桂三钱　麦冬一两　五味子五钱

加薄荷、姜、枣，水煎服。

（《抄本》此方无分量，据《傅青主男科》补之。）

口眼㖞斜方

人多治木、治金固是，而不知胃土之为尤切。当治胃土，且有经、脉之分。

《经》云，"足阳明之经，急则口目为僻眦，急不能视"，此胃土之经为歪斜也。又云："足阳明之脉，挟口环唇，口歪唇斜"，此胃土之脉为㖞斜也。

二者治法，皆当用：

黄芪　当归　人参　白芍　甘草　桂枝　升麻　葛根　秦艽　白芷　黄柏　防风　苏木　红花

水、酒各半樽，煎服，稍热服。

初起有外感者，加葱白三茎同煎，取微汗而自愈。

（《抄本》及《傅青主男科》此方均缺分量。）

又治方

心中虚枉（极），不能运于口耳之间，轻则㖞斜，重则不语。方用：

人参三钱　白术五钱　茯苓三钱　半夏二钱　陈皮二钱　石菖蒲三钱　甘草一钱　肉桂二钱　当归一两　白芍三钱

此方治之，二剂痊愈。

此归芍六君加肉桂、石菖蒲。功能益气养血，涤痰开窍。

（此方《抄本》中无分量，据《傅青主男科》补之。）

又治法

令人抱住身子，又一人扼住歪斜之耳轮，又令人以手摩其歪斜之处，至数百下，使面上火热而后已，少顷口眼如故矣，最神效。

此乃按摩至面上火热治口眼㖞斜，确有神效。余于1971年秋末因半夜出诊受风寒而患口眼㖞斜，经嘉兴东门一老妇人推拿而愈。即按摩患面至火热，一日按摩三四次，共按摩十二次而愈。

半身不遂方

此症宜于心、胃而调理之。盖心为天真，神机开发之本；胃是谷府，充大真气之标。二本相得，则心膈开之，膻中气海所留，宗气盈而溢，分布五脏、三焦，上下中外，无不周遍。若标本相失，则不能致其气于气海，而宗气散矣。故分布不周于经脉，则偏枯；不周于五脏，则喑。即此言之，未有不因真气不周而病者也。

方宜用黄芪为君，参、归、白芍为臣，防风、桂枝、钩藤、竹沥、姜汁、韭汁、葛汁、梨汁、乳汁为佐、使。

（《抄本》及《傅青主男科》此方均缺分量。）

不然而杂投乎乌、附、羌活之类，以涸荣而耗卫，如此死者，是医杀之也。

又治半身不遂及口眼㖞斜方

人参一钱半　黄芪二钱　当归二钱　白术一钱半　半夏一钱　干葛八分　红花四分　桂枝五分　甘草四分　水两樽　姜三片　枣二枚

煎服。

此症人多用风药治之，殊不见功。此药（方）调理气血，故无不效，勿加减。

（此方《傅青主男科》为人参、当归、白术各五钱，黄芪一两，半夏、干葛各三钱，甘草一钱，红花二钱，桂枝钱半。）

急慢风三六九日一切风俱治方

胆星八钱　雄黄一两五钱　朱砂二钱　人参二钱　天竺黄一钱五分　茯苓二钱　钩藤一两五钱　牛黄二钱　麝香二

钱　柴胡二钱，酒煮　郁金两钱　青皮二钱　甘草四钱

共为末，煎膏为丸，豆子大，真金一张为衣，阴干勿泄气。薄荷汤磨服。

（《傅青主男科》无此方。）

破伤风

蝉蜕，去净头足，为末，五钱，用好酒一碗，煎滚，入末调匀，服之立苏。

又附治方，用：

升麻、油头发、马尾罗底、羊粪蛋各等分，共为末，黄酒调服。

循衣撮空

此症非大实，则大虚。当审其因，察其脉，参其症，而分黑白矣。

实而便秘，大承气汤。虚而便滑，独参汤；厥逆者加附子。

此论极是！大实在阳明则急下之。大虚在心肾则温补之。

恐怕症

夫人夜卧交睫，则梦争斗，负败恐怖之状，难以形容，人以为心病也。不知肝经之病，魂藏于肝，肝血虚，魂失养，故交睫则若魇，乃肝胆虚怯，故多负多恐。此非峻补，不能奏功，而草木之不堪任重，乃以酒化鹿角胶，空腹服之可痊。盖鹿角胶峻补精血，血旺则神自安矣。

用鹿角胶治恐怕症，取其峻补精血，血旺则神安。《奇症汇》亦有此记载。

又有神气不宁，每卧则魂飞扬，觉身在床而魂离体也；惊悸多魇，通夕无寐。人皆以为心病，不知此（乃）肝经受邪也。肝气一虚，邪气袭之；肝藏魂不得归，是以魂飞扬若离体也。

此用珍珠母为君，龙齿佐之。珍珠母入肝为第一，龙齿与肝同类也。龙齿、虎睛，今人例以为镇心药，不知龙齿安魂，虎睛定魄也。东方苍龙，木也，属肝而藏魂；西方白虎，金也，属肺而藏魄。龙能变化，故魂游而不定；虎能专静，故魄止而有守。是以治魄不宁，宜虎睛；治魂飞扬，宜龙齿，药各有当也。

　　此说可参见宋·许叔微《普济本事方》卷一真珠母丸。

内伤猝倒方

　　凡人猝然昏倒，迷而不悟，喉有痰，人以为风也，谁知是气虚？若作风治，未有不死者。盖因平日不慎女色，精亏以致气虚；又加起居不慎，而有似乎风之吹倒者。方宜用：

　　人参一两　黄芪一两　白术一两　茯苓五钱　白芥子三钱　菖蒲二钱　附子一钱　半夏二钱

　　水煎服。

　　此方补气而不治风，消痰而不耗气；一剂神定，二剂痰清，三剂可痊愈。

　　此即气虚厥症，非中风也。故用六君子汤加味，重用参、芪大补阳气，佐以祛痰开窍。

阴虚猝倒方

　　又有肾中之水虚，而不能上交于心者；更有肝气燥，不能生心中之火者，此皆阴虚而能令人猝倒者也。

方用再苏丹：

熟地二两　山萸一两　元参一两　柴胡一钱　菖蒲一钱
白芥子三钱　麦冬一两　茯苓一两　北五味一两

水煎服。

此方补肾水，滋肺气，安心通窍，泻火消痰，实有
神妙。

一方茯苓五钱，服十剂可愈。

阳虚猝倒方

又有心中火虚，不能下交于肾而猝倒者，阳虚也。

方宜用全生汤：

人参一两　白术一两　半夏三钱，生　附子三钱　菖蒲
一钱　生枣仁一两　茯神五钱　甘草一钱

水煎服。

下喉则痰静而声出矣，连服数剂，安然如故。

此乃四君子合参附汤大补阳气，加菖蒲开窍，半夏
涤痰，生枣仁养血醒神。

胃热猝倒方

又有胃热而不能安心之火而猝倒者，亦阴虚也。

方用：

人参一两　　元参一两　　石膏五钱　　花粉五钱　　麦冬三钱
菖蒲一钱

水煎服。

一剂心定，二剂火清，三剂而愈。

肾虚猝倒方

又有口渴索饮，眼红气喘，心脉洪大，舌不能言，不可作气虚治。此乃肾虚之极，不能上滋于心，心火亢极，自焚闷乱，遂致身倒，有如风中也。法当补肾而佐以清火之药，用水火两治汤，方用：

熟地一两　　麦冬五钱　　当归一两　　生地五钱　　五味子
三钱　　元参一两　　山萸五钱　　黄连三钱　　茯神五钱　　白芥子
三钱

水煎服。

（此方《抄本》中无分量，据《傅青主男科》补之。）

大怒猝倒方

又有大怒跳跃，忽然卧地，两臂抽搦，口眼㖞斜，左目紧闭，此乃肝火血虚，内热生风之症。当用八珍汤加丹皮、钩藤、山栀。

此内中风症，养血凉血息风，极是。

若小便自遗，左关脉弦洪而数，此肝火血燥，当用六味丸料，加钩藤、五味子、麦冬、川芎、当归；愈后须用补中益气汤加山栀、钩藤、丹皮，多服。

如妇人得此症，则逍遥散加钩藤及六味丸，最效。

根据妇人血虚之特点用方，清肝滋水。

寒热厥辨法附方

寒厥者，手足必青，饮水必吐，腹必痛，喜火慰之；若热厥，手足虽寒而不青紫，饮水不吐，熨则腹必痛，不可不辨。

热厥方

热厥，一时手足厥逆，痛不可忍。人以为四肢之风症也，不知乃心中热蒸，外不能泄，故四肢手足则寒，而胸腹皮热如火。方用：

柴胡三钱　当归二钱　荆芥一钱　黄连二钱　栀子二钱，炒　半夏一钱　枳壳一钱

水煎服。二剂愈。

此乃仲景小陷胸汤去栝蒌实，加枳壳，以降胸中之

痰热，再加柴胡、荆芥、当归、栀子理气机而清郁热。

又治热厥方

白芍一两　黑栀三钱　陈皮一钱　柴胡一钱　花粉二钱

水煎服。

以白芍为君，取入肝而平木。

寒厥方

人参三钱　白术一两　附子一钱　肉桂一钱　吴茱萸
一钱

水煎服。

本方治三阴经之寒厥。人参、白术入太阴经，肉
桂、吴茱萸入厥阴经，附子入少阴经，俱能温经散寒。

治发热

人病发热，先散其邪风，邪退而后补正气，则正气
不为邪所伤。

所言极是。否则闭门留寇，病难愈矣！

外感发热方

柴胡一钱　荆芥一钱　半夏一钱　黄芩一钱　甘草一钱

水煎服。

盖四时不正之气，来犯人身，必然由皮毛而入荣卫。故用柴胡、荆芥先散皮毛之邪，邪既先散，安得入内。又有半夏以去痰，使邪不得挟痰以作祟；又有黄芩以清火，使邪不得挟火以作殃；又有甘草调药以和中，是以邪散而无伤于正气。

此方即小柴胡汤去人参、姜、枣，加荆芥。重在祛邪，和里解表。

内伤发热方

柴胡一钱　当归一钱　陈皮一钱　甘草一钱　栀子一钱
白芍二钱　花粉二钱

水煎服。

此方凡肝木郁者，一服即快。

此丹栀逍遥散去白术、茯苓、丹皮，加陈皮、天花粉，主治肝经郁热而脾不虚者。

便血矣而又尿血方

血分前后，便出于后阴，尿出于前阴，最难调治，然总之出血于下也。方用：

生地黄一两　地榆五钱

水煎服。二症自愈。

盖大、小便各有经络，而其源同，因膀胱之热而来也。生地、地榆俱能清膀胱之热，一方而两用之，于分之中有合也。

此单方重剂能愈重症。

腰痛矣而又头痛方

上下相殊也，如何治之；治腰乎？治头乎？不知肾气上通于脑，而脑气下达于肾，上下虽殊，气实相通。法当用温补之药，以大益其肾中之阴，则上下之气通矣。方用：

熟地一两　杜仲五钱　麦冬五钱　北五味二钱

水煎服。

盖熟地、杜仲，肾中药也，腰痛是其专功。今并头痛而亦愈者，何也？方虽补肾之剂，肾旺则上通于脑，故腰不痛而头亦不痛矣。

遗精矣而又健忘方

遗精，下病也。健忘，上病也。何以分治之而咸当乎？方用：

人参三两　莲须二两　芡实三两　熟地五两　五味子一两　山药四两　麦冬三两　生枣仁三两　远志一两　石菖蒲一两　当归三两　柏子仁一两　山萸肉三两

蜜丸，每日五钱。

此症遗精，是肾水之虚；而实本是君火之弱。今补其心君，则玉关不必闭而自闭矣。

本方乃生脉饮合六味丸去三泻，不欲其开泻也。而又加芡实、莲须补肾涩精，枣仁、远志、柏子仁、石菖蒲定志而交心肾，当归补养心君，以心主血脉也。全方心肾并调，配伍奇妙。

泄泻矣而又吞酸方

泄泻者，寒也。吞酸者，火也。似乎寒热殊而治法变矣。不知吞酸虽热，由于肝气之郁结；泄泻虽寒，由于肝木之克脾。苟一方以治木郁，又一方以培脾土，土必大崩而木必大凋矣。不若一方而两治之为愈也。
方用：

柴胡一钱　白芍五钱　茯苓三钱　陈皮五分　车前子一
钱　神曲五分　甘草五分

水煎服。

此方妙在白芍善舒肝木之郁，木郁一舒，上不克胃
而下不克脾。方中又有茯苓、车前，以分消水湿之气，
水尽从小便出，何有余水以吞酸，剩汁以泄泻哉？

因泄泻，故用逍遥散而去当归，恐其润也；因吞
酸，故用逍遥散而去白术，恐其滞也。再加陈皮理气，
车前子利小便即所以实大便，神曲解其食郁，宜乎泄
泻吞酸皆愈矣。

中气矣而又中痰方

中气、中痰，虽若中之异，而实皆中于气之虚也。
气虚自然多痰，痰多必然耗气，虽分而实合耳。

人参一两　半夏三钱　南星三钱　茯苓三钱　附子一钱
甘草一钱

水煎服。

盖人参原是气分之神剂，而亦消痰之妙药；半夏、南星虽是逐痰之神品，而亦为扶气之正药；附子、甘草，一仁一勇，相济而成。

此益阳气祛风痰方。

精滑梦遗方

人以为肾之虚也，不独肾病也，心病也。宜心肾兼治，方用：

熟地五两　山药四两　山萸四两　茯苓三两　北五味一两　肉桂一两　人参三两　白术四两　麦冬三两　远志一两　枣仁一两　肉苁蓉三两　鹿茸一两　砂仁五钱　杜仲一两　巴戟天三两　补骨脂一两　柏子仁一两　紫河车一副　附子一钱

共为末，炼蜜为丸。

此方用熟地、山药、山萸之类，补肾也；巴戟、苁蓉、附子、鹿茸，补肾中之火也，可以已矣，而又必加人参、茯苓、柏子仁、麦冬、远志、枣仁者，何也？盖肾中之火虚，由于心中之火虚也，使补肾火，心火不益，则反增上焦枯竭。欲补肾火，则必须补心火，则水火相济矣。

又一说，方内加白芍三两。

此说惊醒世间平庸之医，包括本人在内。肾火与心火之关系，即相火与君火之关系，密切有如此者。人仅知补肾水以降心火，不知补心火能益肾火。

又治梦遗方

盖人病梦遗，由于肾水耗竭，上不能通于心，中不能润于肝，下不能生于脾，以致玉关不闭，无梦且遗。法当大补肾，而少佐以益心、益肝、益脾之品。方用：

熟地一两　山萸四钱　茯苓三钱　生枣仁五钱　北五味一钱　白芍三钱　当归三钱　薏仁三钱　白术五钱　茯神二钱　肉桂五分　白芥子一钱　黄连五分

水煎服。

一剂即止，十剂不犯。

此方妙在五脏兼补，而使心肾两交，自然魂魄宁而精窍闭矣。

阳强不倒方

此虚火炎上，而肺金之气不能下行故耳。若用黄

柏、知母，煎汤饮之，立时消散。然自倒之后，终年
不能重振，是亦苦也。

元参三两　麦冬三两　肉桂三分

水煎服。

此方妙在用元参以泻肾中之火，肉桂入其宅，麦冬
助肺金之气，清肃下行，以生肾水。水足而火自熄矣，
不求倒而自倒者也。

> 李东垣滋肾丸用知母、黄柏配肉桂，傅氏此方用元
> 参、麦冬配肉桂，重用元参、麦冬各三两，肉桂仅为
> 三分（补剂之二十分之一），仅作为反佐耳。知母、黄
> 柏苦燥，而元参、麦冬性润，又大不同。此方出自滋
> 肾丸，而又胜于滋肾丸，傅氏真名医也。

阳痿不举方

阳痿而不振者，乃平日过于琢削，日泄其肾中之
水，而肾中之火，亦日消也。盖水去而火亦去，必然
之理。如一家人口，厨下无水，又何以煮爨而生烟？
必汲其泉源，而后取其柴炭，可以钻燧而取火，以煮
饭食，否则空铛安炊耶？方用：

熟地一两　山萸四钱　远志一钱　巴戟一钱　肉苁蓉一钱　肉桂一钱　人参三钱　枸杞二钱　茯神二钱　杜仲一钱　白术五钱

水煎服。

（按：此方《傅青主男科》中无枸杞。）

本方补肾中之水火，兼补心脾。因心火能生肾火，脾土强盛，自然能使谷化为精，精血充足，阳自举也。

癫狂方

此症多生于脾胃之虚寒，饮食入胃，不变精而变痰，痰迷心窍，遂成癫狂矣。苟徒治痰而不补气，未有不速之死者。方用：

人参五钱　白术一两　肉桂一钱　干姜一钱　白芥子五钱　甘草五分　菖蒲五分　半夏三钱　陈皮二钱

水煎服。

如妇人得此症，加白芍一两，柴胡二钱，黑栀子二钱，去肉桂，治之最神效。

此六君子汤去茯苓，加肉桂、干姜温脾胃之虚寒，菖蒲、白芥子开窍涤痰，故能治脾虚痰迷心窍之癫狂。

治发狂见鬼方

此症乃气虚而中痰也。宜固其正气，而佐以化痰之品。方用：

人参一两　白术一两　半夏三钱　南星三钱　附子一钱

水煎服。

治发狂不见鬼方

此是内热之症。

人参三钱　白芍三钱　半夏三钱　南星二钱　白芥子一钱　黄连二钱　陈皮一钱　甘草一钱

水煎服。

狂症方

此症亦有伤寒得之者，一时之狂也，可用白虎汤以泻火。更有终年狂而不愈者，或持刀杀人，或詈骂人，不认儿女，见水大喜，见食大恶，此乃心气之虚，而热邪乘之，痰气侵之也。方宜用化狂丹：

人参一两　白术一两　茯神一两　附子一分　菟丝子三

钱　半夏三钱　菖蒲一钱　甘草一钱

水煎服。

此方妙在补心、脾、胃之三经，而化其痰，不去泻火。盖泻火则心气益伤，而痰涎益盛，狂何以止乎？尤妙用附子引补心消痰之剂直入心中，则气易补而痰易消，又何用泻火之多事乎？一剂可狂定。

本方乃六君子汤去陈皮，补气化痰，加菖蒲开其心窍，附子、菟丝子温其阳气。

寒狂方

凡发狂骂人，未渴索饮，与水不饮者，寒症之狂也。此必气郁不舒，怒气未泄，其人平日定懦弱不振耳。治宜补气。

人参一两　白术五钱　茯苓五钱　半夏一钱　南星一钱
附子一钱　菖蒲三分　柴胡一钱

水煎服。

茯苓当易茯神一两，下喉熟睡，病如失也。

此六君去甘草、陈皮，加南星涤痰，附子温阳，菖蒲开窍，柴胡解郁。

治痫症方

此症忽然卧地，作羊马牛之声，口中吐痰如涌泉者，痰迷心窍，因寒而成，感寒而发也。方用：

人参三钱　白术一两　茯神五钱　山药三钱　薏仁五钱 肉桂一钱　附子一钱　半夏三钱

水煎服。

前方治此症亦效。

后附丸方：

人参三两　白术五钱　甘草一两　陈皮三钱　南星一两，生　半夏一两　附子一钱

上为末，蜜丸。须病未发时服之，则永不再发矣。

治尸厥方

此症一时猝倒，不省人事，乃气虚而痰迷心窍也，补气化痰而已矣。方用：

人参三钱　白术五钱　半夏三钱　南星三钱　白芥子一钱　附子五分

水煎服。

此参附汤加白术益气，半夏、南星、白芥子涤痰，从气虚痰迷心窍着手。

又方

用苍术三两，水煎灌之，必吐。吐后即愈。苍术阳药，善能祛风，故用之有奇效。

凡见鬼者用之，更有效。

苍术治祟病有效，取其芳香辟秽也。

痢疾方用遇仙丹

生大黄六两　　槟榔三两　　三棱三两　　莪术三两　　黑丑三两　　白丑三两　　木香二两　　甘草一两

共为细末，水丸，樱桃大。

如遇发日，清晨温水化下三四丸。行后以温米饭补之。忌腥冷、荞面等物。孕妇勿服。

此乃通因通用方。行气攻下而已。丸如樱桃大，每服三四丸，乃治痢疾后重之法。非下法，乃消法也。本方可做成新剂型用。

治痢疾方

此症感湿热而成，红白相见，如血如脓，至危至极者。苟用凉药止血，热药攻邪，俱非善治之法。方：

白芍二两　当归二两　枳壳二钱　槟榔二钱　甘草二钱　滑石三钱　卜子一钱　广木香一钱

水煎服，一二剂收功。

此方妙在用归、芍至二两之多，则肝血有余，不去克脾土，自然大肠有传送之功化；加之枳壳、槟榔、卜子，俱逐秽祛积之品，尤能于补中用攻；而滑石、甘草、木香调达于迟速之间，不疾不徐，使瘀滞尽下也。其余些小痢疾只用减半治之，无不奏功。此方不论红白痢疾，痛与不痛，服之皆神效。

此治湿热痢之神方也，乃刘河间芍药汤加减而成。

又治痢方

当归一两　黄芩七钱　苍术一钱　厚朴一钱　陈皮一钱　大腹皮一钱

水二樽，煎一樽，顿服。

此亦湿热痢方，乃平胃散加减而成。

治血痢方

血痢腹痛者，火也。方用：

归尾一两　黄连三钱　枳壳二钱　白芍一两　木香二钱
甘草一钱　萝卜子二钱

水煎服。

治痢疾腹不痛方

腹不痛者，寒也。方用：

白芍三钱　当归三钱　萝卜子一钱　枳壳一钱　槟榔一
钱　甘草一钱

水煎服。

前方治壮实之人，火邪挟湿乃尔也。更有内伤劳倦
与中气虚寒之人，脾不摄血而成血痢，当用理中汤加
木香、肉桂，或补中益气汤加熟地、炒黑干姜，治之
而愈。

上二方中，治血痢方用香、连，治寒痢方不用香、
连，用槟榔，余药皆同。说明血痢是热积，寒痢是冷
积。血痢病在血分，腹痛甚，故用大量归、芍；寒痢

腹不痛，故用少量归、芍，但肠中均有积滞，故均用萝卜子、枳壳以下气消积。

治大便不通方

人以为大肠燥甚，谁知肺气燥乎？肺燥则清肃之气不能下行于大肠，而肾经之水仅足以自顾，又何能旁流以润涸哉？方用：

熟地三两　元参三两　升麻三钱　牛乳一碗　火麻仁一钱

水二樽，煎六分，将牛乳同调服之。一二剂，必大便矣。

此方不在润大肠，而在补肾、补肺。夫大肠居于下流，最难独治，必须从肾以润之，从肺以清之，启其上窍，则下窍自然流动通利，此下病而治上之一法也。

此段论述极佳！肾主水液，肺又与大肠相为表里，本方补肾水，润肺燥，升清降浊，自然大便通润矣！

治实症大便不通方

大黄五钱　归尾一两　升麻五分　蜜半樽

水煎。

此方大黄泄利，当归以润之，仍以为君，虽泄而不至十分猛烈，不至有亡阴之弊；况有升麻以提之，则泄中有留，又何必过虑哉？

以上二方中之升麻皆有欲降先升之妙。此方与日本治痔疾之乙字汤相仿，均清热攻下，养血润肠，欲降先升之法也。又乙字汤方用当归、柴胡、大黄、黄芩、甘草、升麻。

治虚症大便不通方

凡久病之后，大便秘者，宜用此。

熟地一两　　元参一两　　当归一两　　川芎五钱　　火麻仁一钱　　大黄一钱　　桃仁十个　　红花三分　　蜂蜜半盅

水煎服。

此乃桃红四物汤去芍药，加元参、火麻仁、大黄、蜂蜜，旨在养血润燥、增液泻下。

治小便不通方

膀胱之气化不行，即小便不通。是宜治膀胱而已矣，然而治法全不在膀胱也。方用：

人参三钱　　莲子三钱　　茯苓三钱　　车前子一钱　　王不留一钱　　肉桂一钱　　白果二钱　　甘草一钱

水煎服。

此方妙在用人参、肉桂，盖膀胱必得气化而始出。气化者何？必（乃）心包络之气也，既用参、桂，而气化行矣。尤妙在用白果，人多不识此意，白果通任、督之脉，走膀胱而引群药，况车前子、王不留尽下泄之药，服之而前阴有不利者乎？

（此方《抄本》中无分量，据《傅青主男科》补之。）

又方

七味地黄丸

茯苓二钱　肉桂一钱　熟地一两　山萸四钱　泽泻一钱　丹皮一钱　山药一钱　车前子一钱

水煎服。

此方妙在不去通小便，而专治肾水，肾中有水，而膀胱之气自然行矣。

（此方《傅青主男科》中无茯苓。）

本方乃肾气丸去附子，加车前子。其中六味丸三补三泻，补肾利水，加肉桂助膀胱气化，车前子通利小便，故专治阴虚小便不通者。

治大小便不通方

方用：油头发烧灰研末，用三指一捻，入半樽热水中。饮之立通。

血余能利小便、化瘀滞，于此可见一斑。

又一方用：

蜜一盅　皮硝一盅　大黄一钱　黄酒一盅

煎至一处，温服甚效。此一方最简。

火邪内伤辨

此辨痢症之血色也。如火邪之血，色必鲜红，脉必洪缓，口必渴而饮冷水，小便必涩而赤浊。内伤之血，色不鲜而暗紫，或微红淡白；脉必细而迟，或浮涩而空；口不渴，即渴而喜饮热汤；小便不赤不涩，即赤而不热不渴，此诀也。

辨痢疾之出血属火热与虚寒二端，有独到见地。

后又附记"治痢神方"：

罂粟壳七颗，陈橘皮七片，乌梅七个皆如常法，而甘草七寸，炙其半，生姜七片，煨其半，黑豆四十九粒，炒其半，用井水一大碗，加小罐内，文武火熟煮而饮，一服痛止，再服脱然。

　　此治痢神方治虚寒下痢，乃止涩之法。

　　（《傅青主男科》中无此方。）

治泻奇方

　　有一日泻五六十行者，倾肠而出，完谷不化，粪门肿痛，如火之热，苟无以救之，必致立亡，宜截泻汤：

　　薏仁二两　泽泻二钱　人参三钱　白芍二两　车前子一两　黄连五钱　茯苓五钱　甘草二钱　山药一两　肉桂三分

　　水煎服。

　　此补脾气，益脾阴，清热、利湿、止泻之方。补脾气有参、苓、草，益脾阴有白芍，清热有黄连，利湿有薏仁、车前、泽泻，止泻用山药，反佐以少量肉桂，恐重用黄连损及脾气。方名用"截、泻"两字，说明泻有止法。

治水泻方

　　白术一两　车前子五钱

水煎服。

此方补肾健脾，利水去湿，神效。

车前子治水泻，宋代欧阳修用之有效。本方配白术
燥湿而升脾气，当疗效更佳。

治火泻方

火泻，完谷不化，饮食下喉即出，昼夜有泻数十
次者，甚至有百次者，人皆知为热也。然而热之生也，
何故？生于胃中之水衰，不能制火，使胃土关门不守
于上下，所以直进而直出也。论其势之急迫，似乎宜
治其标；然治其标，不能使火之骤降，必须急补肾中
之水，使火有可居之地，而后不至于上腾，方宜用：

熟地三两　山萸一两　甘草一两　茯苓一两　车前子一
两　白芍三两　肉桂三分

水煎服。

此方乃补肾之药，非止泻之药；然而止泻之妙，捷
于桴鼓矣。神妙方。

治久泻方

此症乃纯是下清水，非言下利也。利无止法，岂泻水亦无止法乎？故人患水泻者，急宜止遏。方用：

白术五钱　茯苓三钱　吴茱萸五分　枣仁一钱　车前子一钱　北五味一钱

水煎服。

（此方《傅青主男科》中无枣仁。）

本方当去枣仁为是。因枣仁有轻泻作用，久泻不宜用。本方证之久泻乃脾肾久虚而水湿不化，故用白术、茯苓健脾祛湿，车前子利水而止泻。吴茱萸、五味子，乃《普济本事方》五味子散，"治肾泻"，功专温脾肾、止泄泻。

治腰痛方

痛而不能俯者，湿气也。方用：

柴胡一钱　泽泻一钱　猪苓一钱　防己二钱　白芥子一钱　白术五钱　山药三钱　肉桂三分　甘草五分

水煎服。

此方妙在入肾而去湿，不是入肾而补水。初痛者，一二剂可以奏功；日久者，必多服为妙。

此五苓散去茯苓，加柴胡、防己、白芥子、山药、甘草而成，重在祛湿。

痛而不能直者，风寒也。方用逍遥散加防己二钱，一剂可愈。若日久者，当加杜仲一钱，改用白术二钱，酒煎服，十剂即愈。

（此方《傅青主男科》杜仲为一两。）

又丸方附

杜仲一两，盐炒　破故纸五钱，盐炒　熟地三两　白术三两　胡桃仁二钱

共为末，蜜丸。每日空心，白水送下一两，服毕自愈。

此丸方即青娥丸（杜仲、破故纸、核桃肉），加白术、熟地黄而成。青娥丸补肾壮骨，白术利腰脐间血，熟地黄补肾益精，故能奏效。

又方

凡腰痛不止，肾经之病，乃脾湿之故。

白术四两　薏仁三两　芡实二两

水六碗，煎一碗，一气饮之。此方治梦遗之症，亦神效。

本方重用白术崇土以制水湿，《名医别录》谓其"利腰脐间血"，湿去，则血脉通利也。

背骨痛方

此症乃肾水虚耗，不能上润于脑，则河车之路干涩而难行，故作痛矣。方用：

黄芪一两　熟地一两　白术五钱　山萸四钱　北五味一钱　茯苓三钱　麦冬二钱　防风五分　附子一分

此方补气补水，去湿去风，润筋滋骨，何痛之不愈哉？

（《傅青主男科》中防风为五钱。）

本方即八仙长寿丸合玉屏风散，去山药、丹皮、泽泻，加附子而成。如此则阴阳并补，且能益气御风。

腰腿痛筋骨痛方

方用养血汤：

当归一钱　生地一钱　肉桂一钱　牛膝一钱　杜仲一

钱　破故纸一钱　茯苓一钱　防风一钱　川芎五分　甘草三
分　山萸二钱　核桃仁二个　土茯苓二钱

水、酒煎服。

本方乃用四物汤、六味地黄汤、青娥丸三方加减。
去四物汤中之芍药，六味地黄汤中之山药、丹皮、泽
泻，加肉桂、牛膝、防风、甘草、土茯苓，旨在补养
精血，佐以疏风祛湿。

又腰痛至足亦痛方

黄芪八两　防风五钱　薏仁五两　杜仲一两　车前子三
钱　茯苓五钱　肉桂一钱

水十碗，煎二沸，取汁二碗，入酒内，一醉而愈。

腰足痛，明系是肾虚而气衰，更加之湿，自必作
楚。妙在不补肾而单益气，盖气足则血生，血生则邪
退。又助之薏仁、茯苓、车前子之辈，去湿而血活矣。
况有杜仲之健肾，肉桂之温肾，防风之荡风乎！

腿痛症

身不离床褥，伛偻之状可掬，乃寒湿之气侵之也。
方用：

白术五钱　芡实三钱　茯苓一两　肉桂一钱　草薢一两
杜仲三钱　薏仁二两

水煎服。

日日服之，不必改方，久之自奏大功。

本方有白术、茯苓、薏仁、草薢祛湿，杜仲、芡实、肉桂温下元而祛寒湿。宜乎腿痛可愈。

两臂与肩膊痛方

此手经之病，肝气之郁也。方用：

当归三两　白芍三两　柴胡五钱　陈皮五钱　白芥子三钱　羌活三钱　半夏三钱　秦艽三钱　附子一钱

水六碗，煎三沸，取汁，入黄酒内，服之。一醉而愈。

此方妙在用白芍为君，以平肝木，不来侮胃。而羌活、柴胡又去风，直走手经之上；秦艽亦是风药；而兼附子攻邪，邪自退出；半夏、陈皮、白芥子，祛痰圣药，风邪去而痰不留；更得附子无经不达，而其痛如失也。

方论极妙！

脚气方

今人以五苓散去湿，亦是正理；然不能上升而尽去其湿也。必须提其气，而水可散也。方用：

人参三钱　白术三钱　黄芪一两　防风一钱　薏苡仁五钱　肉桂一钱　芡实五钱　白芍五钱　半夏二钱　柴胡一钱　陈皮五分

水煎服。

此方乃去湿之圣药。防风用于黄芪之中，已足提气而去湿；又助之柴胡舒气，则气自升腾，气升则水亦随之而入于脾中；又有白术、茯苓、芡实、薏仁，俱是去湿之品，有不神效者乎？凡有湿者当以此方治之。

（此方之方解与《傅青主男科》之方解中均提到有茯苓一味，而在处方中均无此药，乃方解有误。）

此乃补中益气汤、六君子汤、玉屏风散之复方。补中益气汤去甘草，恐其满中，去当归，恐其助湿，气化则湿化，故用柴胡舒气已足，不必再用升麻。更加芡实、薏仁祛其水湿，白芍利其小便，肉桂助膀胱气化。综合全方乃扶正祛湿之剂也。至于茯苓一味，有则更佳。

足弱方

此病不能步履，人以为肾水之虚，而不但此也，由于气虚不能运动耳。方用补中益气汤，如：

牛膝三钱　石斛五钱　黄芪一两　人参三钱

手足痛方

手足，肝之分野。而人乃以为脾经之热，不知散肝木之郁结，而手足之痛自去。方用逍遥散加栀子三钱，半夏二钱，白芥子二钱，水煎服。

二剂则痛如失。盖肝木作祟，则脾不敢当其锋，气散于四肢，结而不伸，所以作楚。今平其肝气，则脾气自舒矣。

妙论。

胸背手足颈项腰膝痛方

筋骨牵引，坐卧不得，时时走易不定，此是痰涎，伏在心膈上下变为痰。或令人头痛，夜间喉中如锯声，口流涎唾，手足重，腿冷。但用"控涎丹"，不足十剂，其疾如失矣。

余常夜间鼾声大作，或口流涎唾湿于衣袖，晨起嗅之有异味，又形肥苔腻，可用控涎丹服之。看来治夜间打鼾，可用此丹。

风寒湿合病治方

风寒湿三气，合而成疾，客于皮肤肌肉之间，或疼或麻木。

牛皮胶二两，天南星五钱，研，生姜汁共熬膏，摊贴。后用热鞋底子熨之。

再加羌活、乳香、没药末，更妙。

此膏方可试制用之。

治诸痛方

手痛、足痛、心腹痛，一身而众处皆痛，将何以治？治肝为主。盖肝气一舒，诸痛自愈。不可头痛救头、足痛救足也。方用：

柴胡一钱　陈皮一钱　栀子一钱　白芍五钱　薏米仁五

钱　茯苓五钱　当归二钱　苍术二钱　甘草一钱

水煎服。

此方逍遥散之变化也，舒肝而又去湿去火，治一经而诸经无不奏功矣。

此逍遥、越鞠加减方也，加苍术、栀子，故能祛湿祛火。

治手麻木方

此乃气虚而寒湿中之，如其不治，三年后必中大风。方用：

白术五钱　黄芪五钱　防风五分　陈皮五分　桂枝五分
甘草一钱

水煎服。

（《傅青主男科》处方中缺防风。）

本方乃玉屏风散合桂枝甘草汤温养阳气，且祛寒湿，加陈皮理气，使补而不滞。

十指皆麻，并面目失色，此亦气虚也。以补中益气汤加木香、麦冬、香附、羌活、乌药、防风，三剂而愈。

治手足麻木方

用四物汤加人参、白术、茯苓、陈皮、半夏、桂枝、柴胡、羌活、防风、秦艽、牛膝、炙甘草，姜枣引，水煎服，四剂愈。

（此方《抄本》及《傅青主男科》中均缺分量。）

此方乃四物汤加六君子汤补气养血祛湿祛痰，佐以桂枝汤调和营卫，小柴胡汤和解表里，再加羌、防、秦艽祛其风湿，牛膝引药下行，故凡气血虚弱，痰阻湿困，营卫不和，表里不和而致手足麻木者均可用之。

凡本是湿痰死血也，用四物汤加陈皮、半夏、茯苓、桃仁、红花、白芥子、甘草，水煎服，入竹沥、姜汁服。

此乃桃红四物汤合二陈汤，加白芥子、竹沥、姜汁，旨在活血化瘀，涤痰通络，故能治手足麻木属湿痰死血者。

治腿麻木沉重方

用导气汤：

黄芪_{二钱}　甘草_{一钱半}　青皮_{一钱}　升麻_{五分}　柴胡_{五分}　五味子_{三十粒}　归尾_{五分}　泽泻_{五分}　陈皮_{八分}　红花_{少许}

水煎温服，甚效。

（《傅青主男科》本方中缺五味子。）

又方

治两手麻木，四肢困倦，怠惰嗜卧。乃热伤元气也，宜用人参益气汤：

人参_{一钱}　黄芪_{二钱}　甘草_{一钱}　炙草_{五分}　五味子_{三十粒}　柴胡_{七分}　白芍_{七分}　升麻_{五分}　姜_{三片}　枣_{二枚}

水煎热服。

（《傅青主男科》本方改名益气汤，方中缺升麻。）

又方

治浑身麻木不仁，及两目羞明怕日，眼涩难开，视物昏花，睛痛亦治。方名神效黄芪汤：

黄芪_{一钱}　陈皮_{五分}　人参_{八分}　白芍_{一钱}　蔓荆子_{二分}　炙甘草_{四分}

水煎服。

如有热，加黄柏三分。

此李东垣《兰室秘藏》方，亦即李东垣益气聪明汤去葛根、升麻，加陈皮而成。

治左胁痛方

左胁痛，肝经受邪也。方用：

黄连三钱，吴茱萸炒　柴胡一钱　当归一钱　青皮一钱
桃仁一钱，研　枳壳一钱　川芎八分　红花五分

水煎食远服。有痰加陈皮、半夏。

此理气活血、清热解郁之方也。

治右胁痛方

右胁痛，邪入肺经也。方用：

片姜黄二钱　枳壳二钱　桂心少许　陈皮五分　半夏五分　炙草五分

水煎服。

治左右胁俱痛方

柴胡　川芎　白芍　青皮　龙胆草　枳壳　香附
当归　砂仁　甘草

姜水煎，入木香末三四分服。

（原缺分量。）

此方乃四逆散加当归、川芎活血，香附、木香、砂仁、青皮调气，龙胆草清肝，而治肝胆郁久化热气滞血瘀之胁痛。

两胁走注痛方

两胁走注痛而有声者，痰也。二陈汤加枳壳、砂仁、木香、川芎、青皮、苍术　香附　茴香，去甘草。

（原缺分量。）

此越鞠丸合二陈汤加减，旨在理气解郁化痰。

治胁痛身热方

胁痛身热者，劳也。用补中益气汤加川芎、白芍、青皮、砂仁、枳壳、茴香、升麻　去黄芪。

（原缺分量。）

咳嗽气急方

咳嗽气急，脉滑数者，痰结痛也。

栝蒌仁　枳壳　白芥子　青皮　茴香

水煎服。

（《傅青主男科》题为"胁痛咳嗽"，均缺分量。）

两胁有块

左胁有块作痛，是死血也。右胁有块作痛，是食积也。遍身作痛，筋骨尤甚，不能伸屈，口干目赤，头眩痰壅，胸膈不利，小便短赤，夜间殊甚，又遍身作痒如虫行，人以为风也，而不知肝肾气虚而热也，用六味地黄汤加栀子、柴胡，是乃正治也。三剂后见效。

二浊五淋辨

浊淋二症，俱小便赤也。浊多虚，淋多实，淋痛，浊不痛为异耳。浊淋俱属热症，大约属湿痰下陷及脱精所致。惟其有痛，大约纵淫欲火动，强留败精而然，不可混治。

辨淋、浊极是。

治淋用五淋方

淡竹叶一钱　赤茯苓一钱　芥穗一钱　车前子五钱　灯心一钱

此乃治血淋方，故用荆芥穗止血，其余均清心利小便之品也。

治浊用清心莲子饮

石莲子二钱半　人参二钱半　黄芪二钱，炙　麦冬钱五分　黄芩钱五分　赤茯苓二钱　地骨皮钱五分　车前子钱五分　甘草五分

关格方

怒气伤肝，而肝气冲于胃口之间，肾气不得上行，肺气不得下达，而成此症。以开郁为主，方用：

柴胡一钱　郁金一钱　茯苓一钱　苏子一钱　白芥子一钱　白芍三钱　荆芥一钱　花粉一钱　甘草五分

水煎服。

此乃调肝经气血之方。

又方

用生半夏为末，水丸绿豆大，入鼻孔中，则必嚏喷不已，用水饮之立止。通治中风不语及中恶、中鬼等症俱妙。

胸结症

此乃伤寒之变也。伤寒邪火正炽，不可急与饮食，饮食而成此症者，急须用瓜蒌一枚捶碎，入甘草一钱，水煎服之。夫瓜蒌乃结胸之圣药，平常人服之，必致心如遗落，令病人服之，不畏其虚乎？不知结胸之症，是食在胸中，非大黄、枳壳、槟榔、厚朴所能祛逐，必得瓜蒌使得开脾推荡，少加甘草以和之，不至十分猛烈。

谓瓜蒌之用治结胸甚是，结胸是食在胸中，故不能用承气辈，承气辈作用于大肠，是攻伐无辜也。

久病心痛方

心乃神明之君，一毫邪气不可干犯，犯则立死。经年累月而痛，邪犯心包络也，但邪有寒热之辨，如恶寒见水如仇雠，火熨之则快。方用：

　　苍术二钱　白术五钱　当归一两　肉桂一钱　良姜一钱

　　此方治寒邪犯包络也。

　　此温经活血之方。重用当归至一两，以心主血脉故也。寒邪犯心，实由心血不足也。

　　又方

　　如热邪犯包络，见水喜悦，手按之而转痛也。方用：

　　白芍一两　黑栀子三钱　当归三钱　生地五钱　陈皮八分　甘草一钱

　　水煎服。

　　寒热二症，皆责之于肝也。盖肝属木，心属火，木衰不能生火，则包络寒矣，是宜补肝而邪自退。若包络之热，亦由于肝经之热也，泻其肝木已矣。

　　所言极是。此方即芍药甘草汤加清热理气活血之品。

胃气痛方

　　人病不能饮食，或饮食而不消化，作痛作满，或兼吐泻，此肝木来克脾土也。方用：

白芍二钱　当归二钱　茯苓二钱　柴胡二钱　白芥子一钱　甘草一钱

有火加栀子二钱，无火加肉桂二钱，水煎。此方再加白术三钱（《傅青主男科》无此句），有食加山楂三钱，伤米食加枳壳一钱，有痰加半夏一钱，有火能散，有寒能驱，此右病而左治之一法也。

此即逍遥散去白术，加白芥子。

腹痛方

有腹痛不可忍，按之愈痛，口渴饮凉水则痛止。少顷依然大痛，此火结在大小肠，若不急治，一时气绝，方用定痛如神汤：

栀子三钱　茯苓一两　白芍五钱　苍术三钱　大黄一钱　厚朴一钱　甘草一钱

水煎服。

此方舒肝经之气，泻火逐瘀。

此乃平胃散、芍药甘草汤、小承气汤三方加减，旨在消食止痛、清热泻下并用。

又方

治冷气心腹疼痛，此方名火龙丹：

硫磺一两，醋制　胡椒一钱　白矾四钱

醋打荞面为丸，桐子大，每日服二十五丸，米汤送下。

又方

治腹中有痞块，一时发作而痛，不可手按者，方用：

枳实一两　白术二两　马粪五钱，炒焦

酒煎服。

大满方

此邪在上焦壅塞而不得散也。方用：

枳壳三钱　栀子三钱　瓜蒌一个，捣碎　陈皮三钱　天花粉三钱　厚朴钱五分　半夏一钱　甘草一钱

水煎服。

此方之妙，全在瓜蒌能祛胸膈之食，而消上焦之痰；况又佐以枳壳、花粉，同是消中之圣药；又有厚朴、半夏，以消胃口之痰；尤妙在甘草，使群药留中

而不速下，则邪气不能久存，自然散矣。

　　此治胸膈痞满疼痛，痰食壅塞之方也。

舒筋方

　　人一身筋脉，不可有病，病则筋缩而身痛，脉涩而身重矣。然筋之舒，在于血和；而脉之平，在于气足。故治筋必须治血，而治脉必须补气。人若筋急拳缩，伛偻而不能立，俯仰而不能直者，皆筋病也。方用：

　　当归一两　白芍五钱　薏仁五钱　生地五钱　元参五钱
柴胡一钱

　　水煎服。

　　此方奇在用柴胡一味，入于补血药中，盖血亏则筋病，用补药以治筋宜矣。何以又用柴胡以散之，不知肝为筋之主，筋乃肝之余，肝气不顺，筋自缩急，今用柴胡以舒散之，郁气既除，而又济之大剂补血之品，则筋自得其养矣。

　　用少量柴胡于大剂补血剂中之意义，傅氏发挥极精。

敛汗方

出汗过，恐其亡阳，不可不用药以敛之也。方用：

人参一两　黄芪一两　当归一两　北五味一钱　桑叶五片　枣仁一钱　麦冬三钱

水煎服。

此敛汗方乃生脉散、当归补血汤加枣仁、桑叶而成，益气养血，敛阴止汗，真妙方也。用入心经药甚多，因汗为心之液故也。

又方

手汗洗法，用：

黄芪一两　干葛一两　荆芥三钱　防风三钱

水煎一盆，热熏而温洗三次，即无汗。

手汗洗方可做成剂型推广。

黄水疮方

雄黄五钱　防风五钱

煎汤洗之即愈。

初饮砒毒方

用生甘草三两，加羊血半碗，和匀饮之，立吐而愈，若饮之不吐，速用：

大黄二两　甘草五钱　白矾一两　当归三两

水煎汤数碗饮之，立时大泻即生。

本方白矾能解砒霜毒，生甘草亦善解诸毒，且有大剂大黄泻下热毒，当归养血和血，祛邪扶正，别出心裁！

大健脾丸方

焦白术三两　人参一两，乳炙　扁豆一两，炒　莲子一两半，去心　云苓一两半　山药一两，炒　芡实二两半，炒　陈皮二两　神曲二两，炒　山楂二两　薏米仁三两，炒　麦芽一两半，炒　黄连三两半，酒炒　泽泻三钱半　藿香五钱　桔梗五钱　炙甘草五钱　白蔻三钱半

炼蜜为丸，米汤饮下。

本方即明代缪仲淳《先醒斋医学广笔记》资生丸方。资生在脾，故名大健脾丸，乃健脾之大方也。

疮毒

如神汤：

银花一两　　当归一两　　蒲公英一两　　荆芥一钱　　连翘一钱　　甘草三钱

水煎服。

治头面上疮

银花二两　　当归一两　　川芎五钱　　桔梗三钱　　蒲公英三钱　　黄芩一钱　　甘草五钱

水煎服。

二剂全消，治头面上疮，不可用升提之药，最宜用降火之药，切记之。

治身上手足之疮疽

银花三钱　　当归一两　　蒲公英三钱　　花粉五钱　　甘草三钱　　牛蒡子二钱　　芙蓉叶七片（如无叶，用根三钱）

水煎服。

统治诸疮

天花粉　　生甘草　　金银花　　蒲公英

水煎服。

二剂痊愈。此方消毒，大有奇功，诸痈诸疽，不论部位，皆可统治之也。

（原方缺分量。）

治疥方

大枫子三钱　　核桃仁三钱　　人言一钱　　水银一钱

研末为六丸，晚间于心窝上，用一丸，以手旋转之，一夜一丸，病轻者用三四丸即愈，重者或再配一料可。

（人言即白信。）

产后治法

以补气血为主，方用：

人参三钱　　当归一两　　川芎五钱　　益母草一钱　　荆芥一钱，炒黑水煎服。

有风，加柴胡五分；有寒，加肉桂五分；血不净，加山楂十粒；血晕，加炮姜五分；衄血，加麦冬二钱；夜热，加地骨皮五分；有食，加谷芽、山楂；有痰，少加白芥子。余则不必胡加。

胎漏胎动

俱气血不足之故，方用：

人参二钱　白术五钱　杜仲一钱　枸杞子一钱　山药二钱　归身一钱　茯苓一钱　熟地五钱　麦冬二钱　北五味五分　山萸二钱　甘草一钱

水煎服。

此方不寒不热，安胎之圣药也。胎动为热，不动为寒。

此乃四君子汤、生脉饮、六味地黄汤三方合一，去丹皮、泽泻，加杜仲、枸杞、归身而成，旨在益气生津、养阴补血安胎。

横生倒养

气血之亏也，气血既亏，子亦无力，不能转身而出，遂先出手足，必以针刺之，疼而缩入，急用：

人参一两　当归三两　川芎二两　红花三钱

煎汤灌之。

子悬

乃胎热子不安身，欲立起于胞中，故若悬起之象，倘以气盛治之，立死矣。方用：

人参一钱　白术五钱　茯苓二钱　白芍五钱　黄芩三钱

归身二钱　杜仲一钱　熟地一两　生地二钱

水煎服。

此皆利腰脐之圣药，少加黄芩，则胎得寒而自定矣。

此乃八珍汤去甘草、川芎，在补气养血基础上，加杜仲、黄芩以安胎清热。

治产后大喘大汗方

邪入于阳明，寒变为热，故大喘大汗。平人得此病，该用白虎汤，而产妇气血大弱，何可乎？方用补虚降火汤，以麦冬、人参补气，元参降火，桑叶止汗，苏子定喘，助正而不攻邪，退邪而不损正，实有奇功效也。

麦冬一两　人参五钱　元参五钱　桑叶十四片　苏子五分

水煎服。

产后亡阳发狂

大约亡阳之症，用药汗止，便有生机，宜未定狂而先止汗，用收阳汤：

人参三两　桑叶三十片　麦冬二两　青蒿五钱　元参五七八钱

水煎服。

一剂而汗止，二剂而狂定，后用人参、麦冬、北五味、当归、川芎调理。此方止可救亡阳之急症，一时权宜之计，二剂后，必须改用他方。

（《傅青主男科》本方名"收汗汤"。）

本节产后"亡阳"发狂，当改为"亡阴"。故先益气养阴止汗，再用生脉散加当归、川芎，益气养阴、活血化瘀，恐产后恶露未净，不可纯补而不化，瘀化有助于生新。

产妇气喘腹痛方

此症少阴受其寒邪，而在内之真阳，必逼越于上焦，上假热而下真寒也，方用平喘去寒散：

人参　麦冬　白术　肉桂　吴茱萸

一剂喘定，二剂痛止，必微寒顿服。

治假热真寒，用"微寒顿服"，乃反治之服药法。见《黄帝内经素问》。

产妇呕吐下痢方

此肾水之泛溢，因肾火之衰微也，急用补阳之药，入于补阴之中，引火归源，水自下行矣。

人参五钱　山萸五钱　白术一两　熟地一两　茯苓一两

车前子一钱　附子一钱　肉桂三分

水煎服。

白带

产前无带也，有则难产之兆，即幸而顺生，产后必有血晕之事，方用黑豆三合，煎汤两碗，入白果十个，红枣二十个，煎后入。

熟地一两　山萸四钱　茯苓三钱　山药四钱　薏仁四钱泽泻二钱　丹皮二钱

加水二碗煎服。一剂止，二剂永不白矣，亦通治妇人白带，神效。

此即六味地黄汤加薏仁，治阴虚夹湿带下，可以效法。

血崩方

归身一钱，酒洗桂炒　生地一钱二分　蒲黄三分，酒炒地榆三分，酒洗　丹皮五分，酒洗炒　木通五分　白术一钱，土炒　橘红七分　香附五分，童便浸　三七根五分　姜三片

酒一樽，水一樽，煎九分，空心服。

治产门症（疮）

黄柏三钱，炒　轻粉五分　儿茶三钱　冰片五分　麝香三分　白薇三钱　乳香三钱，炒去油　铅粉三钱　潮脑三钱蚯蚓粪三钱

各为末调匀擦疮。此方通治诸疮亦可，治产门疮最效。

产门非痛即痒，二（下）方可以兼治：

当归一两　白芍五钱　柴胡一钱　栀子三钱　茯苓五钱棟树根五分

此方乃逍遥散加减。妙在加栀子清热，棟树根杀虫。说明古人早知阴痒系炎症，系虫蚀。

治妇人下瘕

猪悬蹄丸：

蛇床子一两，微炒　猪悬蹄一个，炒　皂矾五钱　枯矾五钱　烧砂三钱，炒　南乌桴一两　桦皮二钱　食盐一钱，炒

枣泥为丸，核桃大，雄黄为衣，甘草米泔水洗净

入药，三日内，服龙胆泻肝汤，忌食胡椒、荞面、鱼、北瓜、房事百日。

（下瘝病及南乌桴药均不详。《傅青主男科》中无此方。）

又补录定胎方

归身　陈皮　川芎　白芍　熟地　香附　吴茱萸炮去黑水，去蒂梗，酒炒。各二分　茯苓八分　丹皮七分

经行过期色淡者，加官桂、炮姜、艾叶醋炒五分，姜一片，水一碗，煎八分，空心服，渣再煎临卧服。经行时服起，连用四剂。

本方主要作用为养血暖宫，兼化痰瘀，故能用治不孕症。经行时服为好，可使血得温则行，而痰瘀有下行之路。

保产无忧散

当归钱五分　川芎钱三分　枳壳六分，麸炒　祁艾五分，醋炒　红花五分　紫厚朴七分，姜炒　川羌活五分　川贝母一钱　荆芥穗八分　炙黄芪七分　菟丝子二钱，酒洗　炙甘

草五分　白芍药一钱二分，炒

药十三味，只用十二味，各照分两秤准，不可任意加减，徒服不灵。若安胎去红花不用；若催生去祁艾不用。一剂用井水一樽半，煎一樽，姜三片为引，热服，渣用水一樽，煎半樽热服。倘不好，再用水一樽，煎半樽，服之即好，不用二剂。

此加减法甚妙。又一方不用红花，加生姜。

滑胎煎

胎气临月，宜常服数剂，以便易生。

当归三五钱　川芎五七钱　杜仲二钱　熟地三钱　枳壳七分　山药二钱　水二樽

煎八九分，食远温服。

如气体虚弱者，加人参、白术，随宜用之，便实多滞者，加牛膝三分。

大资生丸方

老人用：

人参五钱　茯苓二两　云术三两　山药一两，炒　薏米

一两五钱　健（建）莲二钱，去心　芡实一两五钱　麦芽一两，炒　神曲八钱，炒　白芥子八钱，炒　陈皮一两　白蔻八钱　扁豆一两五钱　炮姜八钱　当归一两，酒炒　枣仁一两五钱，炒　远志七钱　炙甘草八分，酒洗

共为细末，炼蜜为丸，如弹子大，每服三丸。或以逍遥散，或以归脾汤送下亦可。

本方即资生丸合归脾汤加减。

健脾丸

白术二两五钱，土炒　莲子二两五钱，去心　山药二两五钱，炒　山楂二两五钱　芡实一两　茯苓一两

以上六味，俱饭上蒸晒两次，加神曲五钱，白芍五钱，白色大米虫五钱，陈皮二钱，泽泻二钱。

如瘦极成疳，加芦荟三钱，杜仲二钱；如泄泻，加肉果，煨，三钱；如内热、口干、大便结，加黄连二钱，姜炒；潮热，加柴胡三钱；骨蒸，加地骨皮五钱；有虫，加使君子三钱；肚腹胀大，大便闭塞，肠鸣作声，加槟榔五分，木香一钱，炼蜜为丸，如弹子大，空心米饮送下二三钱，宜常服。

本方治小儿脾虚疳积。

治脾泄方

上党参四钱，去芦　焦于白术二钱　云苓块二钱　炒白扁豆二钱　炒薏苡仁三钱　炒谷芽三钱　炒甘草六分　砂仁五分　陈皮八分　加建莲肉七个，去心炒

此方亦为参苓白术散去山药，加炒谷芽。下方脾泄丸亦同。

又治脾泄丸（散）方

于白术米泔浸透切片，米汤拌，蒸晒五次，陈土炒焦，四两　云苓块米汤拌，蒸晒，三两　白扁豆炒去皮，四两　薏苡仁四两，炒　谷芽三两，炒　陈皮一两，米汤拌炒　甘草一两，炒　砂仁七钱，略炒　建莲肉四两，去心炒

共为细末，每早服四钱，米汤或开水下，每一钱加人参末半分和匀。如不用参，则原方加上党参，去芦切片，焙，四两。

治肝气方

当归二钱　白芍一钱二分，酒炒　焦于白术钱五分　云苓块钱五分　柴胡八分，醋炒　生甘草五分　丹皮一钱　黑山栀一钱　炮姜三分

水煎服。

此即丹栀逍遥原方。

大滋阴补水丸方

怀大熟地六两，烘燥　山药三两，炒　北沙参三两　抱木茯神三两，去木，人乳拌蒸晒　枣仁三两，炒　沙苑蒺藜三两，拣净炒　大麦冬三两，去心焙　莲须二两　阿胶三两，蛤粉炒　左牡蛎四两，煅　丹参二两，炒　败龟板四两，炙　菟丝子二两，淘净酒煮烂，捣饼干　远志肉一两二钱，去心　桂元肉一百二十个，烘炒　甘草六钱，煎汤泡炒

共为末，炼熟蜜为丸，梧子大。

本方可治肾阴虚心肾不交所致的遗精。

又方

鱼鳔一两，煎碎蛤粉炒　沙苑蒺藜酒洗，炒　全当归各四

两，酒洗　牛膝三两，酒洗　枸杞子三两，拣净

蜜为丸，黄酒送下。

神仙附益丸

妇人常服却病方：香附一斤，童便浸透，水洗净，露一宿，晒干，再如此三次，用益母草十二两，洗烘为末，再用香附四两，艾叶一两，煮汁，加醋大半，共为末，糊丸梧子大，每日百丸，空心下。

此方能治妇人百病，生育之功如神。胎前产后俱服，神妙无比。药虽不贵，而功效倍常，仙方也。

此调气活血暖宫之方，可用于寒体，不宜于热体。

尿方

为风寒湿气伤者，用此方：

小茴香二两，用上好真酒一大甬，猪尿泡一个，将茴香微炒，真酒装入泡内，将口控好，沙锅内用水上火煮，以酒尽为度，取出晒干研末，每服二钱，红糖水冲服。

甬：《大小诸证方论》1983 年何高民注本作“碗”；

《大小诸证方论》2009 年赵怀舟、葛红等校订本作
"箭"。

又方

因人事过多伤者，用此方：

川军三钱，鸡子一个，包入泥内，上火烧之，以
熟为度，去皮黄，研末用，将川军末与鸡白共为一处，
和丸梧子大，每服两钱，真酒送下，连造三次，服完
可痊愈矣。

又方

川军三钱，牡蛎三钱，芡实三钱，共为细末，用鸡
清和丸梧子大，每服三钱，开水送下，分三日用，服
完即愈。

又用八味丸原方，加白果仁七个，三五服即愈。

妙方，八味丸补肾中精气，加白果能缩小便。

木耳丸

治腰腿痛：

莴苣子四两，白色　枸杞子四两　白木耳半斤

炼蜜为丸。

治乳疼方

生半夏一个，研末　葱白一寸

捣为泥，用绢包之，左乳疼，塞入右鼻孔；右乳疼，塞入左鼻孔内。

伤风腿疼方

蒜瓣　荆芥　防风　红花　地骨皮　川乌　草乌　乳香　没药各三钱　透骨草钱半

煎汤洗毕，火干，覆被见汗即愈。如未效，再洗二三次。

治腿上湿疮方

榆条、椿条、柳条、桑条、槐条各一两，荆芥、当归、葱胡、蒜瓣、川椒各一撮。

水十碗，煎五碗洗，洗后，敷以银杏散：银珠一两，杏仁五钱，京粉五钱，研细末。

治心口痛方

大枣一个，_{去皮核}　胡椒七个

共捣烂和匀，汤送下即愈。

心口痛即胃脘痛也。本方用胡椒温中暖胃，因味极辛，故用大枣味甘，调和药性，且能益气和胃缓痛。

又方

一个乌梅两个枣，七个杏仁一处捣，男酒妇醋送下去，不害心疼直到老。

人马平安散

明雄黄_{一钱}　朱砂_{一钱}　冰片_{一分三厘}　麝香_{一分五厘}

共为细末，瓷瓶收贮。治男女大小，心口膨闷，水泻痢疾，心腹疼痛等症。用骨簪，男先点左眼，女先点右眼，点之即愈。兼治牛马猪羊等畜。

《张氏医通》有点眼砂，治时疫毒气，痧胀腹痛，并治六畜瘟方。冰片、麝香、雄黄、朱砂各半钱，火硝一钱，为细末，每用少许，点目大眦。与本方基本相同，仅多火硝一味耳。两方之主治、用法可互参。

治夏日中暑气红白痢疾方

焦山楂五钱　红糖五钱　白糖五钱　萝卜一个　藿香钱五分

若白痢用红糖一两，若红痢用白糖一两，水煎服。

后附其他经验神方

五子衍宗丸

男服此药，添精补髓，疏利肾气，不问下焦虚实寒热，服之自能和平，旧称古今第一种子方。有能世世服此药，子孙蕃衍。

甘州枸杞子八两　菟丝子八两，酒蒸捣饼　辽五味子二两，研碎　车前子二两，捣净　覆盆子四两，酒洗去目

上各药俱择地道精新者，焙晒干，共为细末，炼蜜丸梧子大，每空心服九十丸，上床时五十丸，白沸汤或盐汤送下，冬月用温服（酒）送下。修合春取丙丁巳午，夏取戊己辰戌，秋取壬癸亥子，冬取甲乙寅卯，忌尼师鳏寡之人见之，及鸡犬畜见之。

百子附归丸

女服此药，调经养血，安胎顺气，不问胎前产后，经事参差，有余不足诸证，悉皆治之，殊益胎嗣。此太仆吏鲍璧，台州人，其妻年三十不生育，忽经事不至者十月，腹鼓大无病，皆谓妊娠，一日忽产恶物盈桶，视之皆败痰积血。后复此丸，不期年生一子。张云彼尝以此二方与人，服无不应者。

真阿胶_{蛤粉炒成珠}　蕲艾叶_{去筋梗，醋蒸干}　当归_{择肥，酒洗去芦}　川芎_{去芦}　熟地黄_{去脑取沉水者，要怀庆佳者}　香附_{赤心者，去毛}　白芍药_{肥长者}

以上各二两，杵成米，水醋各淹一宿，晒焙干十二两。共为细末，用大陈石榴一枚，连皮捣碎，东流水三升，熬去滓，面糊为丸梧子大，每服百丸，空心陈醋点汤下。

本方乃《金匮》胶艾汤去甘草，加香附，能暖宫养血止血。

洗眼仙方

防风五分　硼砂一厘　胆矾二厘半

同煎水洗之立愈。

明目补肾方

小红枣十二枚，冷水洗净，去核　甘枸杞子三钱　马料豆四钱

水二碗，煎一碗，早晨空心连汤共食之。

洗眼奇方

方出道藏，不论瞖目、犯土、云雾、风眼、火眼、昏花，久洗自明，用：

皮硝六钱　桑白皮一两

水煎。每遇日期，热洗数十次。正月初五、二月初二、三月初三、四月初九、五月初五、六月初四、七月初三、八月初十、九月十二、十月十二、十一月初四、十二月初四。以上吉星日子，乃通光明也。其方千金不易，屡用屡验。

可一试。

吐血救急方

吐血不止，用青柏叶一把，干姜三片，阿胶一挺，炙，共三味，以水二碗，煎一碗服。

此仲景《金匮》柏叶汤去艾，加阿胶也。

又，就用吐出血块，炒黑为末，每服三分，以麦冬汤调服。

又，以古金墨磨汁，同萝卜汁，饮之。

痰带血丝，童便、竹沥止之。

又，茜根末二三钱，童便煎服。吐血不止，藕汁加童便良。

又，大苏叶根，捣汁温服。

鼻血欲死，乱发烧灰，水服方寸匕，吹之。

又，刀刮指甲末，吹之，即止。

一人少患血症，用露浆方

中秋前后，用无五倍子新青布一二匹，扯作十余段，每段四五尺，五更时，于百草头上，荷叶稻苗上尤佳，先用细竹一根，掠去草上蛛网，乃用青布，系长竹上，如旗样，展取草露水，绞在桶中，展湿即绞，视青布色淡，则另换新布，阳光一见即不展。所取露水，用瓷罐洗净盛贮，澄数日自清，晚间用男（人）乳一酒杯，约一两半，白蜂蜜一酒盏，人参汤一酒杯，多少同乳，人参须上等四五分不拘，总入一宫碗内，将露水一饭碗，掺入宫碗，共得七八分，和匀，以绵纸封口，用碟盖好。次日五更，烧开水两大碗，将宫碗内露，隔汤炖热，睡醒时，缓缓温服之。荷所以杀虫，露去诸经之火，参补气，乳补血，蜜润肺，治一切虚损劳症，奇效。

辛稼轩，初自北方还朝，官建康，忽得癞疝之疾，重坠大如杯，有道人教以取叶珠，即薏苡仁，用东方壁土，炒黄色，然后水煮烂，入砂盆内，研成膏，用无灰酒调下二钱，即消。沙随先生，晚年亦得此疾，稼轩亲授此方，服之亦消。然城郭人患不能得叶珠，只于生药铺买薏苡仁，亦佳。

治肾虚腰痛方

用杜仲酒浸透炙干，无灰酒调下。

又记治食生冷心脾痛方

用陈吴茱萸五六十粒，水一大盏，煎取汁去滓，入平胃散三钱，再煎热服。

又沙随尝患淋，日食白东瓜三大瓯，而愈。

"沙随"，即程迥，人称沙随夫子，为宋代有学问的名士。

治喉闭方

用梧桐子一二十粒，研细，少加醋，服下痰去自愈。

又用帐带散，惟白矾一味，或不尽验。南浦有老医，教以用鸭嘴胆矾，研细，以酽醋调灌。有铃下①一老兵妻，患此垂殆，如法用之，药甫下咽，即大吐，

---

① 铃下：管辖之下，部下。

去胶痰数升，立瘥。

又治眼障，用熊胆少许，以净水略调，尽去筋膜尘土，用冰脑一二片，痒则加生姜粉些少，时以银筯点之，奇验。赤眼亦可用。

急治时行瘟症方

藿香二钱　紫苏钱五分　苍术钱二分　赤苓三钱　白芷一钱　陈皮钱五分　川朴一钱，姜制　乌梅四个，打碎　槟榔一钱　半夏钱五分，姜制　桔梗一钱

引加生姜三片，大枣三枚，水三杯，煎成一杯，温服。

此方乃藿香正气散去大腹皮、白术、炙甘草，加苍术、乌梅、槟榔而成，治时行瘟疫属寒湿疫毒者及暑湿类疟者用之效。

痰火神丸方

大黄五两，酒蒸极黑　陈皮一两，去尽白　白术二两，土炒　前胡二两　枳实二两，麸炒　山楂二两　生甘草四钱

大半夏二两　　花粉二两，土炒

　　制半夏法：生姜自然汁泡之，三次。用姜三两，取汁，滚水半碗入半夏内，一次泡七天，取出焙干。

　　共为细末，老米煮粥捣烂为丸。